Infermiera

per Acuti

La Guida Completa

SILVIA REALI

Indice dei contenuti

« Il reparto di Medicina per Acuti è specializzato nella cura rapida dei pazienti affetti da malattie improvvise o esacerbazioni di condizioni croniche che richiedono un intervento medico immediato. »

Capitolo 1

INTRODUZIONE ALLA MEDICINA ACUTA

Definizione e ambito della medicina acuta

La medicina acuta, spesso evocata con una certa gravità nei corridoi degli ospedali, rimane al centro dell'arte medica. Si occupa di malattie improvvise, patologie brusche e disturbi fisiologici che richiedono un intervento rapido e mirato. Quando un paziente arriva in ospedale con sintomi allarmanti, come un dolore toracico improvviso, difficoltà respiratorie o perdita di coscienza, entra nel mondo della medicina acuta.

Ma cosa significa veramente? In parole povere, la medicina acuta è la branca della medicina dedicata alla valutazione e al trattamento immediato di condizioni gravi e urgenti. Non si ferma a una sola specialità, ma comprende una moltitudine di discipline, dal trauma alle malattie infettive, alla cardiologia e molte altre. Richiede agli operatori sanitari non solo una conoscenza approfondita delle malattie, ma anche la capacità di prendere decisioni informate in momenti in cui ogni secondo è importante.

L'ambito della medicina acuta va oltre il semplice intervento medico. Comprende anche le dimensioni umane, organizzative e persino etiche dell'assistenza. Prendiamo, ad esempio, un paziente ricoverato con distress respiratorio: il suo trattamento non si limita alla stabilizzazione della respirazione. Comprende anche la gestione del dolore e dell'ansia del paziente, la comunicazione con la famiglia, il coordinamento con altri specialisti e, a volte, decisioni delicate sulla qualità della vita e sulle cure di fine vita.

Nell'ambiente ospedaliero, la medicina acuta è spesso sinonimo di effervescenza palpabile. Le squadre si muovono rapidamente, i monitor suonano e gli operatori sanitari sono costantemente in allerta, pronti ad agire. Ma questa urgenza non esclude la necessità di un ascolto attento, di una comunicazione chiara e di un'assistenza rispettosa e compassionevole.

La medicina acuta è una danza delicata tra urgenza e pazienza, tra scienza e umanità. È il riflesso di una società in rapida evoluzione, dove le aspettative di cura sono elevate e la tecnologia medica è in continua evoluzione. Ma al centro di tutto rimane l'essenza stessa della medicina: l'impegno incrollabile di assistere, curare e, quando non è possibile, portare conforto e dignità.

L'importanza dell'infermiere nelle cure acute

Quando si pensa ai corridoi affollati di un reparto di emergenza o al suono incessante di un'unità di terapia intensiva, l'immagine che viene subito in mente è quella di infermieri che si affaccendano intorno ai letti, collegano i pazienti ai monitor, somministrano farmaci e offrono parole tranquillizzanti alle famiglie preoccupate. Nel cuore della medicina acuta, l'infermiere svolge un ruolo fondamentale, spesso sottovalutato, ma assolutamente essenziale.

Gli infermieri sono le vere sentinelle della medicina acuta. Sono i primi a notare i sottili cambiamenti nelle condizioni del paziente, a intervenire quando la situazione si deteriora e a coordinare l'assistenza tra diversi professionisti sanitari. La loro formazione approfondita consente loro di valutare accuratamente le situazioni cliniche, di avviare interventi vitali e di fornire cure complesse in totale sicurezza.

Ma l'importanza degli infermieri non si ferma a queste competenze tecniche. Il loro ruolo è anche intrinsecamente legato alla dimensione umana dell'assistenza. In un mondo medico in cui tutto sembra accelerare, gli infermieri si prendono il tempo per ascoltare, rassicurare ed educare.

17

Spesso sono il volto rassicurante che calma le preoccupazioni, il confidente che ascolta le paure inespresse e la guida che chiarisce le decisioni spesso complesse dei pazienti e delle loro famiglie.

Gli infermieri sono anche dei facilitatori. Nel labirinto dell'assistenza medica acuta, fungono da collegamento tra medici, terapisti, assistenti sociali e altri membri del team. Coordinano l'assistenza, assicurano che gli interventi siano eseguiti in modo tempestivo e garantiscono che il piano di assistenza sia comprensibile e incentrato sul paziente.

Sono anche gli infermieri che, giorno dopo giorno, notte dopo notte, stanno al capezzale del paziente, monitorando i segni vitali, regolando i trattamenti e fornendo un prezioso supporto emotivo. Nei momenti di crisi, sono la calma in mezzo alla tempesta, bilanciando abilmente l'urgenza della situazione con un approccio centrato sul paziente.

L'impatto dell'assistenza infermieristica sui risultati dei pazienti in medicina acuta è innegabile. Gli studi hanno dimostrato che la qualità dell'assistenza infermieristica è direttamente collegata alla riduzione della mortalità, delle complicanze e delle riammissioni. Quindi, al di là del loro ruolo visibile, gli infermieri svolgono un ruolo fondamentale nell'ottimizzazione della salute e del benessere dei pazienti. Nel mondo complesso ed esigente della medicina per acuti, gli infermieri sono un'ancora, una forza trainante e un faro. La loro importanza trascende l'assistenza medica e tocca l'essenza stessa di ciò che significa veramente guarire, sostenere e curare.

Il passaggio da studente a infermiere professionista nella medicina acuta

Il passaggio dalla classe alla realtà clinica è uno dei salti più profondi e significativi che un infermiere possa fare. Mentre gli studi si concentrano sulla teoria, sulle competenze tecniche e sugli scenari simulati, il mondo reale della medicina per acuti offre un'immersione intensa in un mondo in cui le decisioni hanno conseguenze immediate e tangibili.

Il passaggio da studente a infermiere professionista nella medicina acuta è simile a una metamorfosi. Il novizio, armato di conoscenze ma ancora esitante, si evolve in un professionista sicuro di sé, capace di prendere decisioni informate in situazioni spesso stressanti.

L'oceano delle realtà cliniche
Non appena un giovane infermiere mette piede in un reparto di medicina acuta, si trova di fronte a un turbine di attività. I pazienti hanno bisogno di cure immediate, i monitor suonano e l'urgenza è palpabile. Laddove i libri di testo offrivano casi chiari e strutturati, la realtà presenta pazienti con sintomi complessi, storie intrecciate con co-morbilità, farmaci ed emozioni.

Costruire fiducia e competenza
I primi interventi di un infermiere appena qualificato sono spesso caratterizzati da un doppio controllo, dalla riluttanza a fare domande e dalla dipendenza dai colleghi più esperti. Tuttavia, con il passare dei giorni, la pratica ripetuta e l'esperienza accumulata forgiano la competenza e la fiducia. Le azioni diventano più sicure, la capacità di stabilire le priorità si affina e il discernimento clinico si approfondisce.

L'importanza del mentoring
La guida degli infermieri senior è fondamentale in questo processo di transizione. Agiscono come modelli di ruolo,

offrono consigli pratici, condividono le loro esperienze e, soprattutto, incoraggiano il nuovo infermiere a pensare in modo critico. Il mentoring informale o strutturato può influenzare notevolmente la curva di apprendimento dei nuovi infermieri.

Crescita emotiva

Oltre alle competenze cliniche, la transizione comprende anche una trasformazione emotiva. Di fronte alla sofferenza, alla morte o a dilemmi etici, i giovani infermieri imparano a gestire le proprie emozioni, a trovare un equilibrio tra empatia e professionalità e a gestire lo stress e la fatica.

Integrazione nel team

Un altro aspetto essenziale è l'integrazione nel team multidisciplinare. Imparare a comunicare in modo efficace con medici, terapisti, assistenti e altri membri del team è fondamentale per un'assistenza ottimale al paziente.

Questa transizione è un viaggio di apprendimento, scoperta e crescita personale e professionale. Sebbene sia indubbiamente caratterizzato da sfide, è anche segnato da successi che rafforzano la passione per la professione e l'impegno per il benessere dei pazienti. E, alla fine di questo viaggio, c'è un infermiere soddisfatto e competente, pronto ad affrontare le varie sfide della medicina acuta con fiducia e compassione.

Capitolo 2

L'AMBIENTE DI LAVORO

Servizi di emergenza :
prima linea della medicina per acuti

I dipartimenti di emergenza sono spesso paragonati alle porte del mondo medico. Sono il primo punto di contatto per molti pazienti che si trovano ad affrontare situazioni di crisi, sia che si tratti di un incidente, di un dolore improvviso o di una complicazione medica. Più che una metafora, questi servizi svolgono un ruolo centrale nella medicina acuta.

La molteplicità dei casi
Il pronto soccorso è un luogo di impressionante diversità clinica. Nel giro di un'ora, un infermiere può trovarsi di fronte a un bambino con una frattura, a un adulto che ha avuto un collasso o a un anziano con insufficienza cardiaca. Questa diversità richiede adattabilità, un'ampia base di conoscenze e la capacità di stabilire rapidamente le priorità.

L'arte del triage
Non appena arriva un paziente, la valutazione iniziale, o triage, è essenziale. Gli infermieri del triage sono addestrati a valutare rapidamente la gravità dei sintomi, a identificare i casi che richiedono un intervento immediato e a indirizzare i pazienti verso le cure appropriate. Questo processo assicura che le persone in pericolo immediato ricevano per prime l'attenzione, anche quando il reparto è sovraccarico.

Coordinamento delle cure
I reparti di emergenza non sono isolati. Interagiscono costantemente con altri reparti - radiologia, laboratorio, chirurgia e così via. L'infermiere spesso svolge il ruolo di coordinatore, assicurandosi che i test necessari siano eseguiti rapidamente e che gli specialisti appropriati siano consultati in tempo utile.

Gestire la pressione
Le situazioni di emergenza sono intrinsecamente stressanti. Gli infermieri e i medici devono spesso prendere

decisioni vitali in pochi minuti, gestendo le proprie emozioni e quelle dei pazienti e delle famiglie. Questa pressione richiede una solida formazione, resilienza emotiva e un costante supporto di squadra.

Comunicazione nel caos

Nel mezzo del caos, una comunicazione chiara e concisa è essenziale. Che si tratti di informare un medico di un cambiamento di condizione, di rassicurare un paziente ansioso o di coordinarsi con un altro team, la capacità di trasmettere informazioni accurate può fare la differenza tra la vita e la morte.

Sfide etiche e umane

Le situazioni di emergenza spesso sollevano questioni etiche complesse: quando si deve interrompere la rianimazione? Come deve essere gestito il rifiuto del trattamento? Di fronte a questi dilemmi, il team deve unirsi, attingere a solidi principi etici e, soprattutto, mettere il paziente al centro di tutte le decisioni.

I reparti di emergenza incarnano la quintessenza della medicina acuta. Sono il luogo in cui la teoria medica incontra la realtà più cruda, dove la competenza clinica è continuamente messa alla prova e dove l'umanità di ogni professionista sanitario è chiamata in causa in ogni momento. In questa danza costante tra scienza, etica ed emozione, il Pronto Soccorso rimane un pilastro essenziale del sistema sanitario, che si prende cura instancabilmente di coloro che ne hanno più bisogno.

L'unità di terapia intensiva : al cuore della gravità

Se c'è un luogo in un ospedale dove la fragilità della vita è percepita in ogni momento, è l'unità di terapia intensiva (ICU). Ogni macchina che suona, ogni monitor che visualizza le curve, ogni assistente che lavora intorno a un letto, è testimone della lotta costante tra la vita e la morte. Cuore della medicina acuta, l'unità di terapia intensiva è un rifugio per i casi più critici.

Pazienti in condizioni critiche

I pazienti ricoverati in terapia intensiva soffrono di insufficienza di uno o più organi vitali. Che si tratti di insufficienza respiratoria che richiede la ventilazione meccanica, di shock settico o di gravi traumi, questi pazienti richiedono un monitoraggio e un intervento costanti.

Un ambiente altamente tecnologico

L'unità di terapia intensiva è un concentrato di tecnologia medica avanzata. Respiratori, monitor cardiaci, pompe di infusione, macchine per la dialisi: ogni apparecchiatura svolge un ruolo cruciale. Ma queste macchine sono solo strumenti. Sono l'abilità, la vigilanza e la competenza degli infermieri e dei medici a trasformare questa tecnologia in un'assistenza veramente salvavita.

Collaborazione multidisciplinare

L'unità di terapia intensiva riunisce un team altamente specializzato. Oltre agli infermieri e ai medici di terapia intensiva, ci sono fisioterapisti, nutrizionisti, farmacologi e molti altri. Questa collaborazione è essenziale per gestire la complessità dei casi e garantire un'assistenza olistica al paziente.

Prendere decisioni in fretta

In questo ambiente, dove ogni secondo conta, il processo decisionale deve essere rapido, informato e basato sulle prove. Ciò richiede non solo una conoscenza approfondita della medicina, ma anche una comunicazione efficace all'interno del team e con i familiari dei pazienti.

Questioni emotive ed etiche

L'unità di terapia intensiva è anche teatro di momenti intensamente emotivi. Le famiglie sperimentano angoscia, speranza e dolore. Le decisioni di prolungare il trattamento, limitare l'assistenza o donare gli organi sono comuni e richiedono un approccio etico rigoroso e intriso di umanità.

L'importanza del supporto psicologico

Il carico emotivo dell'unità di terapia intensiva non riguarda solo i pazienti e le loro famiglie. Gli operatori sanitari, che devono affrontare quotidianamente situazioni estreme, possono sperimentare stress, stanchezza o persino sintomi di stress post-traumatico. Il supporto psicologico, la supervisione e la formazione sulla gestione dello stress sono quindi essenziali.

Il reparto di terapia intensiva è molto più di un semplice reparto ospedaliero, è un microcosmo in cui la scienza, l'arte dell'assistenza e l'umanità si intrecciano. In questo piccolo spazio, ogni gesto conta, ogni decisione ha un peso, ogni momento condiviso è prezioso. E mentre l'unità di terapia intensiva testimonia l'estrema gravità di alcune condizioni mediche, illustra anche con forza la determinazione, l'impegno e l'immancabile compassione di coloro che vi lavorano.

Sale di dimissione e sale di osservazione

Quando pensiamo al pronto soccorso di un ospedale, le immagini che spesso ci vengono in mente sono quelle dei reparti e delle sale di osservazione. Queste aree, benché distinte, sono inseparabili dal processo di cura acuta e rappresentano le fasi chiave del percorso del paziente.

Sale di dimissione: interventi salvavita

I reparti di dimissione sono i luoghi in cui vengono assistiti i pazienti in situazioni critiche, che richiedono interventi immediati per stabilizzare le loro condizioni.

- **Attrezzature e preparazione**: queste sale sono attrezzate per affrontare qualsiasi emergenza, dalla rianimazione cardiopolmonare al trattamento di traumi

25

gravi. Devono essere pronte a ricevere un paziente in qualsiasi momento.

- **Il team in azione**: lavorare nel reparto ambulatoriale richiede una stretta collaborazione tra medici, infermieri, assistenti e tecnici. Ogni membro del team conosce il proprio ruolo e ciò che deve essere fatto, che si tratti di somministrare farmaci, preparare le attrezzature o comunicare con gli altri reparti.
- **Processo decisionale rapido**: quando si trova di fronte a un paziente in difficoltà, ogni secondo è importante. I professionisti devono valutare rapidamente la situazione, decidere la migliore linea d'azione e portarla a termine senza esitazioni.

Sale di osservazione: monitoraggio ravvicinato

Dopo un'operazione iniziale, i pazienti vengono spesso indirizzati in stanze di osservazione. Queste aree sono progettate per monitorare le condizioni dei pazienti per un periodo più lungo, generalmente da poche ore a un giorno.

- **L'importanza del monitoraggio**: anche dopo la stabilizzazione, i pazienti possono presentare complicazioni o cambiamenti nelle loro condizioni. Le sale di osservazione forniscono un monitoraggio costante, garantendo un intervento rapido se necessario.
- **Valutazione continua**: durante la permanenza nella sala di osservazione, i pazienti vengono valutati regolarmente. Esami, analisi e consultazioni con gli specialisti aiutano a perfezionare la diagnosi e ad adeguare il trattamento.
- **Prepararsi a ciò che verrà dopo**: la sala di osservazione è anche il luogo in cui si prendono le decisioni su cosa accadrà dopo al paziente. A seconda delle sue condizioni, può essere ricoverato in ospedale, indirizzato a un altro reparto o mandato a casa con raccomandazioni specifiche.

Le sale di dimissione e di osservazione simboleggiano i due poli del continuum dell'emergenza: l'intervento immediato in caso di crisi e il monitoraggio ravvicinato in attesa della completa stabilizzazione. Questi due ambienti, sebbene diversi nella funzione, condividono un obiettivo comune: garantire la migliore assistenza possibile per ogni paziente, in ogni fase della sua permanenza nel reparto di emergenza. In questi ambienti, la competenza medica si mescola con la benevolenza, l'efficienza con la compassione, offrendo una risposta adeguata alla complessità e all'urgenza delle situazioni incontrate.

Capitolo 3

COMPETENZE FONDAMENTALI IN MEDICINA ACUTA

Valutazione rapida ed efficiente

• L'arte dello smistamento

Il triage, derivato dalla parola francese "trier", è un elemento fondamentale del mondo medico, in particolare nel contesto dell'emergenza. Si tratta di un processo attraverso il quale gli operatori sanitari valutano l'urgenza e la gravità delle condizioni dei pazienti, al fine di determinare la priorità delle cure. Anche se può sembrare una semplice classifica, il triage è un'arte delicata che combina conoscenza medica, intuizione clinica e compassione.

La necessità del triage

In un contesto in cui le risorse, in termini di tempo, personale o attrezzature, sono limitate, è fondamentale identificare rapidamente coloro che hanno bisogno di un intervento immediato. Questo assicura che i pazienti più a rischio vedano per primi un medico, indipendentemente dall'ordine di arrivo.

I principali criteri di valutazione

Il triage non si basa su un singolo segno o sintomo. L'infermiera di triage valuta invece una combinazione di fattori:

- **Sintomi principali**: quali sono i segni e i sintomi presentati? Il dolore al petto, ad esempio, sarà spesso trattato con una priorità maggiore rispetto a una distorsione alla caviglia.
- **Segni vitali**: parametri come la frequenza cardiaca, la pressione sanguigna, la frequenza respiratoria e la temperatura possono indicare una situazione di sofferenza medica.
- **Aspetto generale**: a volte, la semplice osservazione del paziente può fornire indizi. Un paziente pallido, sudato o evidentemente angosciato è un segnale di allarme.

Livelli di triage

La maggior parte dei sistemi di triage classifica i pazienti in diverse categorie, da quelli che richiedono un intervento immediato a quelli che possono aspettare più a lungo. Questi livelli assicurano un'allocazione efficiente delle risorse.

L'importanza della comunicazione

Un aspetto essenziale del triage è la capacità di comunicare efficacemente con i pazienti per ottenere una chiara anamnesi in un tempo limitato. Inoltre, è fondamentale spiegare ai pazienti e alle loro famiglie perché alcuni devono aspettare più a lungo di altri, per ridurre al minimo l'ansia e la frustrazione.

Formazione e aggiornamento delle competenze

Il mondo medico è in continua evoluzione e i protocolli di triage non fanno eccezione. Gli infermieri di triage hanno bisogno di una formazione regolare e di essere aggiornati sulle ultime raccomandazioni e ricerche per garantire un triage accurato ed efficace.

Le sfide emotive del triage

Il triage dei pazienti, alcuni con disturbi minori, altri in situazioni di pericolo di vita, può essere emotivamente drenante. I professionisti non solo devono gestire le proprie emozioni, ma anche quelle dei pazienti e delle famiglie, che spesso sono ansiosi o spaventati.

L'arte del triage è una danza delicata tra urgenza, gravità, intraprendenza e compassione. È il primo passo cruciale in un percorso di cura salvavita. Comprendendo le sottigliezze e le sfide del triage, possiamo apprezzare meglio l'importanza di questo processo e la dedizione di coloro che lo praticano.

• Tecniche di valutazione iniziale

La valutazione iniziale di un paziente è una delle fasi più cruciali del processo di gestione medica, in particolare nella medicina acuta. Fornisce all'operatore sanitario una prima impressione che guiderà le indagini e gli interventi successivi. Questa valutazione è una combinazione di osservazioni, domande mirate ed esami fisici, tutti effettuati in un breve lasso di tempo per massimizzare l'efficacia del trattamento.

1. Approccio sistematico:
Un processo di valutazione deve essere metodico per garantire che nessun elemento cruciale venga omesso.
- **A - Vie aeree**: si assicuri che le vie aeree del paziente siano libere.
- **B - Respirazione**: valutare la qualità, la frequenza e la regolarità della respirazione.
- **C - Circolazione**: controlli il polso, il colore della pelle e cerchi i segni di shock.
- **D - Deficit neurologico**: valutare il livello di coscienza, le dimensioni e la reattività della pupilla e la funzione motoria e sensoriale.
- **E - Esposizione/Esame ambientale**: esporre il paziente per cercare eventuali lesioni nascoste, preservando la sua privacy e proteggendolo dagli elementi esterni.

2. Anamnesi con la tecnica SAMPLE :
- **S (Sintomi)**: Come si sente il paziente.
- **A (Allergie)** : Qualsiasi allergia nota.
- **M (Medicinali)**: I farmaci che il paziente sta assumendo attualmente.
- **P (Anamnesi medica)** : Anamnesi medica rilevante.
- **L (Ultimo pasto)**: Ultimo pasto, utile in caso di anestesia o intervento chirurgico.
- **E (Eventi)** : Eventi relativi alla situazione attuale.

3. Esame fisico mirato:
A seconda dei reclami e dei sintomi del paziente, viene effettuato un esame fisico mirato. Se un paziente lamenta un dolore al petto, ad esempio, l'auscultazione cardiaca e polmonare sarà una priorità.

4. Valutazione dei segni vitali:
- **Frequenza cardiaca**: indica la velocità di battito del cuore.
- **Frequenza respiratoria**: numero di respiri al minuto.
- **Pressione arteriosa**: misura della forza del sangue contro le pareti delle arterie.
- **Temperatura**: potenziale indicazione di infezione o altre condizioni.
- **Saturazione dell'ossigeno**: misurazione della quantità di ossigeno nel sangue.

5. Uso di apparecchiature diagnostiche :
Dispositivi come l'elettrocardiogramma (ECG), il monitor della saturazione di ossigeno e altri possono essere utilizzati per fornire una valutazione iniziale più completa.

6. Ascolto attivo e osservazione:
Oltre agli esami fisici e alle domande, l'osservazione attenta del comportamento, dell'aspetto e delle interazioni del paziente può fornire indizi preziosi sulla sua condizione.

La valutazione iniziale è un processo dinamico che richiede un'ampia formazione, la pratica, l'intuizione clinica e la capacità di agire rapidamente sulle informazioni raccolte. È questa prima impressione che spesso guiderà l'assistenza successiva, rendendo questa una delle fasi più vitali nel trattamento dei pazienti in medicina acuta.

Tecniche di emergenza :
dalla rianimazione all'intubazione

Le situazioni di emergenza nella medicina acuta richiedono un'azione rapida e decisiva, basata su precise competenze tecniche, per salvare vite umane. In questo mondo, alcuni interventi, come la rianimazione cardiopolmonare (RCP) e l'intubazione, sono tra i più critici. Richiedono non solo una formazione specialistica, ma anche la capacità di mantenere la calma sotto pressione.

1. Rianimazione cardiopolmonare (RCP)
   - **Obiettivo:** ripristinare la circolazione e l'ossigenazione del sangue quando il cuore smette di battere.
     - Dettagli tecnici :
       - **Posizionamento:** Sdraiate il paziente su una superficie dura e posizionatevi accanto a lui.
       - **Compressione:** con le mani sovrapposte, eserciti una pressione rapida e decisa sullo sterno, lasciando che il cuore si riempia tra una compressione e l'altra.
       - **Ventilazione:** dopo 30 compressioni, effettuare due respiri (se si è addestrati a farlo), con la respirazione bocca a bocca o con una maschera a barriera.
2. Defibrillazione
   - **Obiettivo:** trattare la fibrillazione ventricolare o la tachicardia ventricolare senza polso erogando uno shock elettrico al cuore.
     - Dettagli tecnici :
       - **Preparazione:** assicurarsi che il paziente sia scollegato da qualsiasi dispositivo conduttivo. Posizionare gli elettrodi/pad sul torace secondo le istruzioni del produttore.
       - **Defibrillazione:** selezionare l'energia appropriata, dire a tutti di allontanarsi, quindi erogare la scarica.
3. Gestione delle vie aeree
   - **Obiettivo:** garantire una via aerea libera per una ventilazione efficace.
     - Dettagli tecnici :
       - **Posizionamento:** utilizzare la sublussazione della testa e l'elevazione del mento o della mandibola per aprire le vie aeree.

- **Aspirazione**: se le secrezioni o il vomito ostruiscono le vie respiratorie, utilizzi un aspiratore per rimuoverle.

4. Intubazione
- **Obiettivo**: stabilire una via aerea protetta e garantire una ventilazione adeguata, in particolare nelle situazioni in cui la ventilazione spontanea è compromessa.
  - Dettagli tecnici :
  - **Preparazione**: riunire tutti i materiali necessari, tra cui il laringoscopio, il tubo endotracheale, lo stetoscopio e l'attacco per il tubo.
  - **Posizionamento**: Posizionare il paziente nella posizione di "annusamento" (estensione cervicale e flessione atlanto-occipitale).
  - **Visualizzazione**: inserire la lama del laringoscopio nella bocca, muovere la lingua e visualizzare le corde vocali.
  - **Inserimento del tubo**: far scorrere il tubo endotracheale attraverso le corde vocali mentre si visualizza.
  - **Conferma**: confermare la posizione utilizzando metodi come l'auscultazione, la visualizzazione della condensazione o un capnografo.

Ognuna di queste tecniche richiede non solo la padronanza tecnica, ma anche la capacità di collaborare efficacemente con l'intero team medico. Nell'ambiente tumultuoso del pronto soccorso, il successo dipende spesso da una combinazione di abilità individuali e di un coordinamento di squadra impeccabile. Questi interventi sono l'essenza stessa della medicina d'urgenza, dove ogni secondo è importante e spesso sono in gioco delle vite.

Comunicazione in situazioni di crisi

• Lavorare con il team medico

Nel mondo frenetico e complesso della medicina acuta, la collaborazione all'interno del team medico è essenziale per garantire un'assistenza sicura ed efficace al paziente. Questo capitolo esplora le dinamiche della collaborazione tra l'infermiere e i vari membri dell'équipe medica, e come questa sinergia promuova una migliore assistenza.

1. Comprendere il ruolo di ciascun membro
   - **Il medico**: leader clinico, fa diagnosi, prescrive trattamenti e monitora i progressi dei pazienti.
   - **L'infermiere**: svolge un ruolo centrale nel coordinamento dell'assistenza, nella somministrazione di farmaci, nel monitoraggio dei pazienti e nella formazione.
   - **Il tecnico di laboratorio**: analizza i campioni per guidare la diagnosi e il monitoraggio.
   - **Il radiologo**: interpreta le immagini mediche, fornendo informazioni cruciali per la diagnosi.
   - **Professionisti paramedici**: fisioterapisti, terapisti occupazionali, nutrizionisti, eccetera, tutti apportano le loro competenze specialistiche alla cura del paziente.
   - **Personale amministrativo**: gestisce gli aspetti logistici e organizzativi, assicurando il buon funzionamento dell'unità.
2. Comunicazione efficace
   - **Ascolto attivo**: prestare un orecchio attento alle preoccupazioni e ai suggerimenti di ciascun membro.
   - **Feedback**: garantire un circuito di comunicazione, in particolare quando trasmette le istruzioni.
   - **Utilizzo di strumenti standardizzati**: Liste di controllo, sistemi di avviso e protocolli condivisi assicurano la comprensione reciproca.

3. Processo decisionale collaborativo
- **Discussione multidisciplinare**: incontri regolari per discutere casi complessi e stabilire un piano di cura coerente.
- **Sfruttare al massimo le competenze di ogni membro**: riconoscere e sfruttare al massimo le competenze individuali per migliorare l'assistenza.

4. Gestione dei conflitti
- **Risoluzione proattiva**: affrontare i problemi non appena si presentano, prima che peggiorino.
- **Mediazione**: se necessario, coinvolgere una terza parte per facilitare la risoluzione.
- **Formazione sulle abilità interpersonali**: sessioni regolari per rafforzare la comunicazione e la comprensione reciproca.

5. Formazione e istruzione continua
- **Formazione congiunta**: Sessioni in cui professioni diverse imparano insieme per migliorare la collaborazione.
- **Giochi di ruolo**: comprendere le responsabilità degli altri, rafforzare l'empatia e la cooperazione.

La collaborazione all'interno del team medico è il cuore pulsante della medicina acuta. Trascende le semplici interazioni professionali per creare un ambiente in cui il paziente è al centro di una costellazione di esperti, ognuno dei quali porta la propria luce unica per illuminare il percorso di guarigione. L'infermiere, in quanto anello centrale di questo team, svolge un ruolo cruciale nel facilitare questa collaborazione.

• Comunicare con i pazienti e le loro famiglie

La comunicazione è al centro dell'assistenza infermieristica. Nel contesto stressante della medicina per acuti, saper stabilire un dialogo con i pazienti e i loro parenti non è solo essenziale per fornire un'assistenza di qualità, ma anche per costruire un rapporto di fiducia. Questo capitolo esplora le sfumature di questa comunicazione, le tecniche per facilitarla e l'importanza della compassione e dell'empatia.

1. Stabilire un contatto iniziale
   - **Approccio calmo**: un ingresso gentile nella stanza, un tono di voce rilassante e una postura aperta aiutano a rassicurare il paziente.
   - **Presentazione chiara**: si presenti sempre e spieghi il suo ruolo.
   - **Ascolto attivo**: lasciare che il paziente esprima le sue preoccupazioni senza interruzioni.
2. Tecniche di comunicazione efficace
   - **Linguaggio appropriato**: evitare il gergo medico e assicurarsi che il paziente e le persone a lui vicine comprendano le informazioni.
   - **Domande aperte**: incoraggiare il paziente a parlare liberamente ponendo domande aperte.
   - **Riformulazione**: ripetere ciò che il paziente ha detto per confermare la comprensione reciproca.
3. Gestire le emozioni
   - **Riconoscere i segnali di disagio**: pianto, agitazione, silenzio o rabbia richiedono un approccio sensibile.
   - **Dare conforto**: un semplice tocco umano, come una mano sulla spalla, può dare grande conforto.
   - **Spazio per il lutto**: nelle situazioni più difficili, dia ai suoi cari lo spazio e il tempo necessari per esprimere le loro emozioni.
4. Informare senza sovraccaricare
   - **Dare priorità alle informazioni**: determinare ciò che il paziente e la famiglia devono assolutamente sapere e ciò che può essere discusso in seguito.
   - **Documenti scritti**: fornire opuscoli o fogli informativi può aiutare a consolidare la comprensione.

5. Comunicare con la famiglia e gli amici
- **Riservatezza**: chiedere sempre il permesso del paziente prima di condividere le informazioni mediche con familiari e amici.
- **Coinvolgimento nell'assistenza**: incoraggiare i familiari a porre domande e a partecipare all'assistenza, ove possibile.

6. Gestire le situazioni difficili
- **Cattive notizie**: adotti un approccio gentile ed empatico, garantisca un ambiente privato e fornisca un supporto emotivo.
- **Conflitti**: ascolti le preoccupazioni, mantenga la calma e si rivolga a un mediatore, se necessario.

7. Follow-up
- **Ricontrollo**: tornare regolarmente per assicurarsi che il paziente e le persone a lui vicine comprendano e siano a proprio agio con il piano di cura.
- **Risorse aggiuntive**: fornire contatti o riferimenti per un supporto aggiuntivo, come gruppi di sostegno o servizi di consulenza.

Comunicare con i pazienti e le loro famiglie comporta molto di più che trasmettere semplicemente informazioni. È un'arte delicata che richiede empatia, pazienza e compassione. Nel tumulto della medicina acuta, questa comunicazione umanizza l'assistenza, ricordandoci in ogni momento che dietro ogni diagnosi si nasconde una persona con speranze, paure e sogni.

Capitolo 4

Patologie comuni e assistenza infermieristica

Disturbi cardiovascolari

• Infarto miocardico

L'infarto miocardico, comunemente noto come attacco cardiaco, è un'emergenza medica caratterizzata dalla morte di una parte del muscolo cardiaco a causa della mancanza di ossigeno. È una delle principali cause di morte in tutto il mondo. La comprensione dell'infarto miocardico, delle sue cause, dei sintomi e della gestione è essenziale per tutti gli operatori sanitari che lavorano nella medicina acuta.

1. Anatomia e fisiologia del cuore
   * **Il muscolo cardiaco (miocardio)**: la sua struttura, la sua funzione e la sua importanza nella circolazione sanguigna.
   * **Arterie coronarie**: i vasi responsabili dell'apporto di ossigeno al cuore.
2. Cause e meccanismi dell'infarto
   * **Aterosclerosi**: l'accumulo di placche di colesterolo nelle arterie, che riduce il flusso sanguigno.
   * **Trombosi coronarica**: la formazione di un coagulo che blocca un'arteria coronaria, privando una parte del cuore dell'ossigeno.
   * **Fattori di rischio**: fumo, ipertensione, diabete, obesità, storia familiare, ecc.
3. I sintomi dell'infarto
   * **Dolore al petto**: spesso descritto come pressione, schiacciamento o dolore che si irradia al braccio, alla mascella o alla schiena.
   * Respiro corto
   * Sudorazione, nausea o vertigini
   * **Sintomi atipici**: soprattutto nelle donne, negli anziani o nei diabetici.
4. Diagnosi di infarto
   * **Elettrocardiogramma (ECG)**: misura l'attività elettrica del cuore, rivelando le aree di danno.

- **Esami del sangue**: misurare gli enzimi cardiaci rilasciati durante il danno al miocardio.
- **Angiografia coronarica**: una tecnica di imaging che visualizza le arterie coronarie.

5. Assistenza di emergenza
- **Stabilizzare il paziente**: monitorare i segni vitali, somministrare ossigeno e farmaci antidolorifici.
- **Riperfusione**: ripristino rapido del flusso sanguigno, sia tramite trombolisi (farmaci che sciolgono il coagulo) sia tramite intervento coronarico percutaneo (angioplastica).
- **Farmaci**: Beta-bloccanti, anticoagulanti, statine e altri per trattare e prevenire altri eventi cardiaci.

6. Recupero e riabilitazione
- **Assistenza post-infarto**: monitoraggio nell'unità di terapia intensiva, valutazione della funzione cardiaca e pianificazione del trattamento a lungo termine.
- **Riabilitazione cardiaca**: programmi supervisionati che combinano l'esercizio fisico, l'educazione e il supporto per aiutare i pazienti a tornare a una vita normale e a prevenire un altro attacco cardiaco.
- **Modifiche allo stile di vita**: smettere di fumare, dieta sana, esercizio fisico regolare e gestione dello stress.

7. Prevenire gli attacchi di cuore
- **Controllo dei fattori di rischio**: pressione alta, colesterolo, diabete.
- **Farmaci preventivi**: Aspirina, statine, antipertensivi.
- **Educazione del paziente**: riconoscere i segnali di allarme e quando cercare aiuto.

Un infarto del miocardio è un evento medico grave che richiede un intervento rapido e competente. Con un trattamento adeguato, molti pazienti possono recuperare e vivere una vita piena e attiva. Tuttavia, la prevenzione rimane la chiave per ridurre il rischio di infarto e le sue complicazioni potenzialmente fatali.

• Insufficienza cardiaca acuta

L'insufficienza cardiaca è una condizione in cui il cuore non è in grado di pompare il sangue in modo adeguato per soddisfare le esigenze dell'organismo. L'insufficienza cardiaca acuta (AHF) rappresenta un rapido deterioramento o la prima manifestazione di insufficienza cardiaca, che spesso richiede un'attenzione medica urgente.

1. Comprendere la malattia
   - **Fisiologia cardiaca**: come il cuore funziona normalmente per garantire la circolazione del sangue.
   - **Tipi di insufficienza**: insufficienza cardiaca sinistra, destra o globale.
2. Cause dell'insufficienza cardiaca acuta
   - Malattia coronarica
   - Ipertensione non controllata
   - Valvulopatia
   - Cardiomiopatie
   - Disturbi del ritmo cardiaco
   - **Altro**: infezioni, tossicità da farmaci, ecc.
3. Sintomi e segni clinici
   - Respiro corto
   - Edema polmonare
   - Stanchezza estrema
   - Gonfiore delle gambe, delle caviglie e dei piedi
   - Tosse persistente o sibilante
   - Rapido aumento di peso
4. Diagnosi
   - **Ascoltare i suoni del cuore**: identificare i soffi e i crepitii nei polmoni.
   - **Ecocardiografia**: visualizzazione diretta della funzione cardiaca.
   - **Radiografia del torace**: identificazione della congestione polmonare.

- **Esami del sangue**: misurazione dei livelli di BNP (peptide natriuretico cerebrale), un marcatore della CIA.

5. Gestione terapeutica
- **Stabilizzazione**: somministrazione di ossigeno, posizione semiseduta.
  - Farmaci :
  - **Diuretici**: per ridurre i liquidi in eccesso.
  - **Vasodilatatori**: per dilatare i vasi sanguigni.
  - **Inotropi** : Per migliorare la contrattilità cardiaca.
- **Assistenza ventilatoria**: nei casi gravi in cui il paziente non può ottenere ossigeno sufficiente.
- **Trattamenti avanzati**: dispositivi di assistenza ventricolare, trapianto di cuore.

6. Istruzione e follow-up
- **Autocontrollo**: insegnare ai pazienti a riconoscere i sintomi precursori di un'esacerbazione.
- **Modifiche dello stile di vita:** dieta a basso contenuto di sale, gestione del peso, monitoraggio dei farmaci.
- **Piano d'azione**: quando e come cercare aiuto medico.

7. Prevenzione
- **Gestione delle malattie sottostanti**: Controllo della pressione sanguigna, trattamento della malattia coronarica.
- **Vaccinazioni**: Prevengono le infezioni respiratorie, che possono aggravare la CIA.
- **Evitare i fattori scatenanti**: consumo eccessivo di liquidi o di sale, alcuni farmaci non prescritti.

L'insufficienza cardiaca acuta è una condizione grave che richiede una gestione medica rapida. L'intervento precoce, combinato con un'adeguata educazione del paziente, può migliorare significativamente la prognosi e la qualità della vita.

Problemi respiratori

• Asma acuta grave

L'asma è una malattia infiammatoria cronica delle vie aeree caratterizzata da episodi ricorrenti di tosse, respiro sibilante, dispnea e oppressione toracica. L'asma acuta grave, spesso definita "attacco d'asma", rappresenta un'esacerbazione intensa di questi sintomi, potenzialmente pericolosi per la vita e che richiedono un intervento medico immediato.

1. Capire l'asma
   - **Anatomia polmonare**: funzione e struttura delle vie aeree.
   - **Fisiopatologia dell'asma**: infiammazione, broncocostrizione e ipersecrezione di muco.
2. Fattori scatenanti
   - **Allergeni**: polline, acari della polvere, muffa, peli di animali.
   - **Irritanti**: Fumo di tabacco, inquinamento atmosferico, profumi.
   - Infezioni respiratorie: raffreddore, influenza.
   - Fattori emotivi: stress, ansia.
   - **Altro**: farmaci, esercizio fisico senza riscaldamento, condizioni meteorologiche.
3. Sintomi e segni dell'asma acuta grave
   - Respirazione rapida e superficiale
   - Ansimare del torace udibile a distanza
   - Discorso intervallato
   - Ansia o panico visibili
   - Uso dei muscoli accessori per la respirazione
   - Cianosi (colorazione bluastra della pelle)
4. Diagnosi
   - **Valutazione clinica**: osservazione e ascolto delle vie respiratorie.
   - **Spirometria**: misurazione dei volumi e dei flussi respiratori (spesso limitata in situazioni di crisi).

- **Saturazione dell'ossigeno**: utilizzando un pulsossimetro.

5. Gestione terapeutica

- **Broncodilatatori ad azione rapida**: salbutamolo o terbutalina, generalmente somministrati tramite inalatore o nebulizzatore.
- **Steroidi sistemici**: come il prednisolone per ridurre l'infiammazione.
- **Ossigeno**: per i pazienti in difficoltà respiratoria o con bassa saturazione di ossigeno.
- **Monitoraggio stretto**: valutazione regolare dei segni vitali, della funzione respiratoria e della saturazione di ossigeno.
- **Ricovero in ospedale**: nei casi in cui la crisi non risponde rapidamente al trattamento o è particolarmente grave.

6. Educazione e prevenzione

- **Piano d'azione per l'asma: uno** strumento scritto e personalizzato per aiutare i pazienti a riconoscere e gestire le esacerbazioni precoci.
- **Gestione dei trigger**: identificare e ridurre al minimo l'esposizione ai trigger personali.
- **Inalatori di emergenza**: tenga sempre a portata di mano un broncodilatatore ad azione rapida.
- **Tecniche di inalazione**: si assicuri che i pazienti utilizzino correttamente i loro dispositivi di inalazione.

7. Monitoraggio regolare

- **Consultazioni di follow-up**: valutazione regolare della funzione polmonare, della gravità dei sintomi e dell'adeguamento dei farmaci.
- **Vaccinazioni**: contro l'influenza e la polmonite per ridurre il rischio di esacerbazioni.

Un attacco acuto di asma grave è un'emergenza medica che richiede un intervento rapido. Una buona educazione del paziente, unita a un piano di gestione personalizzato, può aiutare a prevenire molte esacerbazioni e a garantire una gestione rapida quando necessario.

• Embolia polmonare

L'embolia polmonare (PE) è una condizione potenzialmente fatale causata da un coagulo di sangue che migra verso i polmoni, solitamente ostruendo una o più arterie polmonari. Questo compromette il flusso sanguigno ai polmoni e può influire sulla capacità dell'organismo di ossigenare il sangue.

1. Capire l'embolia polmonare
   * **Fisiologia polmonare**: come i polmoni ricevono il sangue per l'ossigenazione.
   * **Trombosi ed embolia**: formazione e migrazione dei coaguli.
2. Cause e fattori di rischio
   * **Trombosi venosa profonda (TVP)**: formazione di un coagulo nelle vene profonde, solitamente nelle gambe, che può staccarsi e migrare verso i polmoni.
   * **Immobilizzazione prolungata**: Ricovero in ospedale, viaggi a lungo raggio.
   * **Chirurgia**: in particolare chirurgia ortopedica o addomino-pelvica.
   * Cancro.
   * Gravidanza e periodo post-partum.
   * **Trattamenti ormonali**: contraccettivi orali, terapia ormonale sostitutiva.
   * Condizioni genetiche: Trombofilia.
3. Sintomi e segni clinici
   * Improvvisa mancanza di respiro.
   * **Dolore al petto**: aggravato dalla respirazione profonda.
   * **Tosse**: a volte con sangue.
   * Cianosi.
   * Tachicardia.

- Sincope o vertigini.

4. Diagnosi
- **Angiografia polmonare**: Gold standard, ma raramente utilizzata.
- Scintigrafia polmonare.
- Ecografia Doppler degli arti inferiori: per cercare una TVP associata.
- Tomografia computerizzata (TC) polmonare con iniezione: sempre più comune.
- **Esami del sangue**: D-dimero per escludere la diagnosi.

5. Gestione terapeutica
- **Anticoagulazione:** eparina a basso peso molecolare, warfarin o anticoagulanti orali diretti.
- **Trombolisi: nei casi di** PE massiva o di instabilità emodinamica.
- **Filtro venoso**: per i pazienti con controindicazioni all'anticoagulazione.
- **Embolectomia chirurgica**: utilizzata raramente, tranne in casi estremi.

6. Prevenzione
- **Profilassi anticoagulante**: Per i pazienti a rischio durante il ricovero ospedaliero o dopo alcuni interventi chirurgici.
- **Calze a compressione**: riducono il rischio di TVP.
- **Mobilitazione precoce**: dopo un intervento chirurgico o durante un ricovero prolungato.

7. Educazione e follow-up
- **Riconoscere i sintomi**: l'importanza di un trattamento tempestivo.
- **Anticoagulanti:** Educazione sui segni di emorragia, interazioni farmacologiche e monitoraggio regolare.
- **Fattori di rischio modificabili**: incoraggiare le persone a smettere di fumare, a perdere peso se necessario e a ridurre i fattori di rischio ormonali.

L'embolia polmonare è un'emergenza medica che richiede un intervento rapido e una gestione adeguata. Il riconoscimento dei sintomi, la prevenzione nei pazienti a rischio e l'educazione dei pazienti sugli anticoagulanti sono essenziali per ridurre la morbilità e la mortalità associate a questa condizione.

Sepsi e shock settico

La sepsi è una risposta corporea estrema all'infezione che può portare a danni tissutali, insufficienza d'organo e morte. Lo shock settico è una complicazione della sepsi caratterizzata da ipotensione arteriosa profonda e persistente, nonostante un adeguato riempimento vascolare, che porta a una perfusione insufficiente degli organi.

1. Definizione e comprensione
   - **Sepsi:** risposta infiammatoria sistemica all'infezione.
   - **Shock settico:** sepsi con ipoperfusione tissutale nonostante un'adeguata rianimazione di volume.
2. Cause e fattori di rischio
   - **Infezioni batteriche:** più frequenti, tra cui polmonite, infezioni del tratto urinario e peritonite.
   - Infezioni virali, fungine o parassitarie: meno comuni, ma possibili.
   - **Immunosoppressione:** cancro, chemioterapia, steroidi, HIV.
   - Età avanzata.
   - **Condizioni croniche:** diabete, insufficienza renale o cardiaca.
   - **Interventi medici:** cateteri, chirurgia, ventilazione meccanica.
3. Sintomi e segni clinici
   - Febbre o ipotermia.
   - Tachicardia.

- **Tachipnea** o iperventilazione.
- Stato mentale alterato: confusione, sonnolenza.
- **Ipotensione arteriosa** (in particolare nello shock settico).
- **Oliguria**: ridotta emissione di urina.

4. Diagnosi
- **Esami del sangue**: aumento dei leucociti, aumento dei lattati, disturbi della coagulazione.
- **Emocolture**: identificare l'agente infettivo.
- **Imaging**: radiografia del torace, TAC, ecografia per individuare la fonte dell'infezione.
- **Campioni**: urina, liquor, liquido pleurico o peritoneale per la coltura.

5. Gestione terapeutica
- **Terapia antibiotica empirica**: somministrazione rapida di antibiotici ad ampio spettro.
- **Rianimazione del volume**: cristalloidi o anche colloidi.
- **Supporto emodinamico**: vasopressori come la noradrenalina nei casi di shock settico.
- **Supporto degli organi, se necessario**: ventilazione meccanica, dialisi.
- **Controllo della fonte**: drenaggio, intervento chirurgico o rimozione di un dispositivo medico se questo è la fonte dell'infezione.

6. Complicazioni
- **Disfunzione multipla degli organi**: danno multiplo degli organi dovuto all'infiammazione e all'ipoperfusione.
- **Coagulopatia**: disturbi della coagulazione che possono provocare emorragie o trombosi.
- Insufficienza renale acuta.

7. Prevenzione ed educazione
- **Igiene**: lavaggio delle mani, tecniche di asepsi.
- **Vaccinazioni**: prevenzione delle infezioni che possono portare alla sepsi.

- **Riconoscere i segni precoci**: l'importanza di un intervento medico rapido in caso di sospetto.
- **Follow-up post-sepsi**: monitoraggio dei potenziali effetti postumi e supporto psicologico.

La sepsi e lo shock settico sono emergenze mediche importanti. Il riconoscimento tempestivo e l'assistenza intensiva appropriata sono essenziali per ridurre la mortalità e le sequele associate a queste condizioni. L'educazione mirata degli operatori sanitari e del pubblico in generale è essenziale per migliorare i risultati.

Traumi e lesioni

I traumi e le lesioni sono lesioni corporee derivanti da forze fisiche esterne. Possono variare da una semplice contusione a lesioni che mettono a rischio la vita. Il ruolo dell'infermiere è fondamentale per valutare, stabilizzare e trattare questi pazienti, lavorando a stretto contatto con il team medico.

1. Classificazione dei traumi
   - **Trauma chiuso**: nessuna rottura della pelle (ad esempio, contusione, frattura non aperta).
   - **Trauma aperto**: rotture della pelle (ad esempio, ferite, fratture aperte).
   - **Trauma penetrante**: Ferite causate da oggetti o proiettili taglienti (ad esempio, ferite da proiettile, ferite da coltello).
2. Meccanismi di lesione
   - Le cadute.
   - **Incidenti stradali**: pedoni, ciclisti, automobilisti.
   - Schiacciamento.
   - Ferite taglienti o perforanti.
   - **Ustioni**: termiche, chimiche, elettriche.
   - **Violenza**: domestica, aggressione, lotta.

3. Valutazione iniziale
- **Approccio ABCDE**: vie aeree (A), respirazione (B), circolazione (C), deficit neurologico (D), esposizione/ambiente (E).
- **Triage**: valutare la gravità e dare priorità all'assistenza.
- **Esame fisico completo**: ricerca di lesioni nascoste.

4. Gestione terapeutica
- **Stabilizzazione**: immobilizzazione, ossigenazione, accesso venoso.
- **Rianimazione**: in caso di arresto cardiopolmonare.
- Gestione del dolore: analgesia.
- **Chirurgia**: per trattare fratture, emorragie interne o altre lesioni.

5. Monitoraggio delle complicazioni
- **Emorragia**: esterna e interna.
- **Disfunzione d'organo**: insufficienza respiratoria, insufficienza renale.
- **Infezioni**: su siti di ferite aperte.
- **Complicazioni neurologiche**: lesioni alla testa, lesioni al midollo spinale.

6. Supporto psicologico
- **Gestione dello stress post-traumatico**: ascolto, sostegno, rinvio a specialisti.
- Comunicare con i pazienti e le loro famiglie: fornire informazioni, rassicurazione e sostegno.

7. Prevenzione degli infortuni
- **Educazione pubblica**: campagne di sicurezza stradale, prevenzione delle cadute tra gli anziani.
- **Equipaggiamento protettivo**: caschi, cinture di sicurezza, gilet riflettenti.

8. Rieducazione e riabilitazione
- **Fisioterapia**: per ripristinare la mobilità dopo fratture o operazioni.
- **Terapia occupazionale**: aiutare le persone a recuperare l'indipendenza nelle attività quotidiane.

- **Follow-up medico**: per controllare la guarigione e prevenire i postumi.

Traumi e lesioni sono comuni nella medicina d'urgenza. Gli infermieri svolgono un ruolo fondamentale nell'assistenza di questi pazienti, dal loro arrivo al pronto soccorso fino all'invio a una specialità adeguata o alla dimissione. Velocità, precisione e coordinamento con l'équipe medica sono essenziali per garantire la migliore assistenza possibile.

Capitolo 5

LA DIMENSIONE PSICOLOGICA MEDICINA ACUTA

Gestire lo stress e burnout

La medicina per acuti è un campo impegnativo e stressante, in cui gli infermieri si trovano spesso di fronte a situazioni di vita o di morte. Questa pressione costante, unita a lunghi orari di lavoro e all'interazione con pazienti e famiglie spesso ansiosi o angosciati, può portare a uno stress intenso e al burnout. È essenziale che gli infermieri comprendano, riconoscano e gestiscano queste sfide per garantire un'assistenza ottimale ai pazienti e per salvaguardare il proprio benessere.

1. Comprendere lo stress e il burnout
   - **Definizioni**: differenziazione tra stress quotidiano, stress cronico e burnout.
   - **Cause nel contesto medico**: pressione, emergenze, gestione delle emozioni, interazione paziente-caregiver.
2. Riconoscere i segni e i sintomi
   - **Fisico**: stanchezza, disturbi del sonno, mal di testa, problemi gastrointestinali.
   - **Emotivo**: irritabilità, senso di inadeguatezza, distacco, ansia.
   - **Comportamento**: procrastinare, evitare i compiti, trascurare le responsabilità.
3. Impatto sull'assistenza al paziente
   - **Rischio di errori medici**: decisioni affrettate, sviste, negligenza.
   - **Interazioni paziente-caregiver**: minore empatia, comunicazione compromessa, insoddisfazione del paziente.
4. Strategie di gestione dello stress
   - **Tecniche di rilassamento**: respirazione profonda, meditazione, yoga.
   - **Gestione del tempo**: pianificazione, delega, pause.
   - **Limiti professionali**: riconoscere i propri limiti, saper dire di no, prendersi dei giorni di riposo.

5. Prevenire il burnout
- **Supervisione e tutoraggio**: supporto da parte di colleghi esperti.
- **Formazione continua**: tecniche di gestione dello stress, comunicazione, leadership.
- **Equilibrio tra lavoro e vita privata**: si assicuri di avere tempo per se stesso, per la sua famiglia e per i suoi hobby.

6. Importanza del supporto
- **Team multidisciplinari**: lavorare insieme, condividere le responsabilità.
- **Terapia e consulenza**: avere uno spazio per discutere ed elaborare le emozioni.
- **Gruppi di sostegno**: scambio di idee con colleghi che affrontano le stesse sfide.

7. Risorse disponibili
- **Programmi istituzionali**: programmi di benessere, consulenze psicologiche.
- **Organizzazioni professionali**: associazioni infermieristiche, sindacati.
- **Letteratura e formazione**: libri, seminari e webinar sulla gestione dello stress e sulla prevenzione del burnout.

8. Riconoscimento e azione
- **Riconoscere la realtà**: riconoscere che nessuno è immune dallo stress o dalla stanchezza.
- **Chiedere aiuto**: si rivolga ai colleghi, alla direzione o a un professionista.

Gli infermieri sono un anello essenziale della catena assistenziale. Per garantire un'assistenza ottimale, è fondamentale che siano in buona salute fisica e mentale. Riconoscere e gestire lo stress e il burnout è un passo fondamentale per garantire la qualità dell'assistenza e il benessere degli infermieri.

Sostenere i pazienti nei momenti critici

Nella medicina per acuti, gli infermieri sono spesso il primo punto di contatto per i pazienti e le loro famiglie nei momenti difficili, che si tratti di una diagnosi grave, di una rianimazione o di una prognosi incerta. In queste situazioni, la capacità dell'infermiere di offrire un supporto empatico e competente è essenziale per il benessere del paziente e per stabilire un rapporto di fiducia.

1. Riconoscere l'impatto emotivo
   - **Riconoscere la vulnerabilità del paziente**: reazioni emotive, paure e ansie.
   - **Comprendere il ruolo dei parenti**: la loro sensazione di impotenza, il loro bisogno di informazioni e di sostegno.
2. Comunicazione empatica
   - **Ascolto attivo**: dare ai pazienti lo spazio e il tempo per esprimere i loro sentimenti.
   - **Eviti il gergo medico**: si esprima in modo chiaro e semplice.
   - **Convalidare le emozioni del paziente**: riconoscere e accettare i suoi sentimenti senza giudicare.
3. Fornire informazioni chiare e precise
   - **Rimanere onesti**: non nascondere o minimizzare la gravità di una situazione.
   - **Offrire spiegazioni**: aiutare i pazienti a comprendere la loro situazione medica.
   - **Rispondere alle domande**: si prenda il tempo necessario per chiarire qualsiasi dubbio o preoccupazione.
4. Una presenza fisica rassicurante
   - **Tocco terapeutico**: una semplice mano sulla spalla può portare conforto.

- **Postura**: si abbassi al livello del paziente e mantenga il contatto visivo.
5. Coinvolgere il paziente nel processo decisionale
   - **Offrire scelte**: anche in situazioni critiche, i pazienti possono avere delle preferenze.
   - **Rispettare l'autonomia dei pazienti**: riconoscere il loro diritto di accettare o rifiutare determinati tipi di cure.
6. Parenti di supporto
   - **Offrire uno spazio per parlare**: Anche i parenti hanno bisogno di esprimere le loro emozioni.
   - **Fornire risorse**: informare le persone sui servizi di supporto disponibili, come gli assistenti sociali o gli psicologi.
7. Lavorare con il team di assistenza
   - **Scambio con i medici**: avere informazioni aggiornate sulle condizioni del paziente.
   - **Aiutare i colleghi**: condividere i suoi sentimenti e le strategie di approccio.
8. Proteggersi emotivamente
   - **Riconoscere i propri limiti**: accettare che non si può sempre "curare" il malessere di un paziente.
   - **Trovi degli spazi per decomprimere**: faccia delle pause, parli con i colleghi, utilizzi le risorse di supporto personale.
9. Riflessioni post-crisi
   - **Debriefing con il team**: analisi di ciò che è andato bene e delle aree da migliorare.
   - **Feedback da parte di pazienti e parenti**: per consentire loro di esprimere le proprie sensazioni sull'assistenza fornita.
10. Ulteriore formazione
    - Sviluppare le capacità di comunicazione: formazione, simulazioni, giochi di ruolo.
    - **Familiarizzare con gli strumenti di supporto psicologico**: imparare a riconoscere e gestire i sintomi del disagio.

Assistere un paziente in un momento critico è uno dei compiti più nobili, ma anche più impegnativi per un infermiere. Richiede una combinazione di abilità professionale, comprensione emotiva e resilienza personale. È in momenti come questi che il lato umano dell'assistenza infermieristica si fa davvero sentire.

L'importanza del debriefing dopo i grandi eventi

Nel cuore dei servizi medici per acuti, gli infermieri sono regolarmente esposti a situazioni stressanti, inaspettate e talvolta traumatiche. Che si tratti di una rianimazione complessa, di un evento inaspettato o di un decesso, il debriefing post-evento è uno strumento essenziale. Il debriefing post-evento non è solo una tecnica di gestione dello stress, ma un approccio completo che promuove la resilienza, l'apprendimento e il miglioramento continuo della qualità dell'assistenza.

1. Definire il debriefing
   - **Che cos'è un debrief?** Una discussione strutturata dopo l'evento.
   - **Gli obiettivi principali sono la** comprensione, l'apprendimento e il supporto.
2. Benefici psicologici
   - **Esprimere ed elaborare le emozioni**: Uno spazio sicuro per parlare dei suoi sentimenti.
   - **Ridurre il rischio di disturbo da stress post-traumatico**: riconoscere e affrontare i primi sintomi.
   - **Migliorare il supporto collettivo**: rafforzare il senso di appartenenza e di solidarietà all'interno del team.
3. Incoraggiare l'apprendimento
   - **Identificare i successi**: riconoscere ciò che ha funzionato bene.

- **Analizzare le aree di miglioramento**: senza esprimere giudizi, consideri come può fare le cose meglio in futuro.
- **Piano d'azione per il futuro**: implementare soluzioni concrete per evitare di ripetere gli errori.

4. Migliorare la comunicazione all'interno del team
   - **Incoraggiare lo scambio interdisciplinare**: mettere insieme prospettive diverse per una comprensione globale.
   - **Rafforzare la coesione del team**: valorizzare il lavoro collettivo e l'importanza di ciascun membro.
   - **Sviluppare una cultura del feedback**: incoraggiare una comunicazione aperta e costruttiva.

5. Ottimizzare la qualità dell'assistenza
   - **Identificare i difetti del sistema**: identificare i problemi strutturali o organizzativi.
   - **Implementare i cambiamenti**: Adattare i protocolli o le pratiche in base al feedback.
   - **Monitorare e valutare i miglioramenti**: misurare l'impatto delle modifiche apportate.

6. Strutturare il debriefing
   - **Quando deve essere effettuata?** Idealmente subito dopo l'evento, ma tenendo conto delle esigenze immediate del reparto.
   - **Chi deve partecipare?** Qualsiasi membro del team coinvolto, ed eventualmente un facilitatore esterno.
   - **Come dovrebbe essere condotta?** Con una mente aperta, senza giudizio, seguendo un quadro o una guida.

7. Debriefing ed etica
   - **Riservatezza**: garantire che le discussioni rimangano all'interno del team.
   - **Non giudizio**: Adottare una posizione di ascolto e comprensione reciproca.
   - **Rispetto per ogni partecipante**: Tutti devono sentirsi liberi di esprimersi senza temere ripercussioni.

8. Formazione sul debriefing

- **Imparare le tecniche di facilitazione**: come guidare una discussione costruttiva.
- **Riconoscere i segnali di disagio**: rivolgersi a un supporto professionale, se necessario.
- **Integrare il debriefing nella cultura del team**: renderlo una pratica regolare, non solo dopo eventi importanti.

Concludere un evento importante con un debriefing non significa semplicemente "voltare pagina", ma piuttosto fare tesoro dell'esperienza per rafforzare il team, migliorare la pratica professionale e garantire la migliore qualità di assistenza possibile per i pazienti futuri.

Capitolo 6

ETICA E LEGGE IN MEDICINA ACUTA

Consenso e capacità

Nel mondo medico, il rispetto dell'autonomia del paziente è un principio fondamentale. Il consenso informato e la capacità di dare tale consenso sono al centro di questo principio. Tuttavia, nella medicina acuta, dove spesso le decisioni devono essere prese rapidamente e i pazienti possono trovarsi in stati alterati, navigare in queste aree può essere complesso. Si tratta di un'area che richiede sia una profonda comprensione degli aspetti etici e legali, sia la capacità di comunicare in modo efficace.

1. Principi fondamentali
   - **Cos'è il consenso informato**: una decisione volontaria basata su informazioni complete.
   - **Capacità di comprensione**: la capacità di comprendere e apprezzare le conseguenze delle proprie decisioni.
2. Valutare la capacità
   - **Criteri di valutazione delle capacità**: comprendere le informazioni, valutare la situazione, ragionare e comunicare una decisione.
   - **Fattori che possono influenzare la capacità**: farmaci, malattie mentali, condizioni acute come il delirio, ecc.
   - **Valutazione interdisciplinare**: collaborazione con professionisti come psichiatri o assistenti sociali.
3. Ottenere il consenso informato
   - **Fornire informazioni complete**: natura dell'intervento, benefici, rischi, alternative.
   - **Assicurarsi che il paziente capisca**: usare un linguaggio chiaro, verificare la comprensione, incoraggiare le domande.
   - **Documentare il consenso**: è importante per motivi legali ed etici.

4. Situazioni speciali
 • **Pazienti incoscienti o gravemente malati**: utilizzo di direttive anticipate o di un rappresentante legale.
 • **Minori e consenso**: capacità rispetto all'età legale del consenso.
 • Situazioni di emergenza in cui non è possibile ottenere il consenso: interventi salvavita, quadro giuridico.
5. Rifiuto del trattamento
 • **Rispettare l'autonomia**: anche se va contro il parere del medico.
 • **Valutare la capacità**: assicurarsi che il rifiuto sia basato sulla capacità intatta.
 • **Conseguenze e responsabilità**: informare il paziente, documentare attentamente.
6. Direttive anticipate e mandati
 • Quando entrano in gioco: in assenza di capacità.
 • **Importanza dell'aggiornamento**: le situazioni e i desideri possono cambiare.
 • **Discussione proattiva con i pazienti**: incoraggiare i pazienti a riflettere e a documentare le loro volontà.
7. Dilemmi etici
 • Conflitti tra l'équipe medica e il paziente o la famiglia: negoziazione, mediazione.
 • Rispetto dell'autonomia rispetto al beneficio per il paziente: quando è in gioco l'interesse del paziente.
 • **Decisioni collegiali**: consultare i colleghi, i comitati etici.
8. Importanza della comunicazione
 • **Tecniche di comunicazione empatica**: ascolto attivo, convalida delle emozioni.
 • **Gestire i disaccordi**: approccio incentrato sul paziente, cercando un terreno comune.
 • **Coinvolga la famiglia e gli amici**: possono fornire informazioni preziose e sostenere il processo decisionale.

Il rispetto del consenso e della capacità è essenziale per mantenere la dignità e i diritti del paziente, anche in situazioni di emergenza. Ogni infermiere deve essere attrezzato per navigare in queste acque talvolta agitate con competenza, compassione e chiarezza.

Assistenza di fine vita in un contesto acuto

Fornire l'assistenza di fine vita in un ambiente acuto può essere una delle sfide più complesse ed emotivamente cariche che un infermiere possa affrontare. L'approccio rapido e interventista tipico della medicina acuta spesso contrasta con le esigenze di un paziente malato terminale, dove il conforto, la dignità e il sostegno emotivo possono avere la precedenza sugli interventi curativi. Questo capitolo esplora le sottigliezze di fornire questa assistenza essenziale in un ambiente acuto.

1. Riconoscere la fase terminale
   - **Capire i segni**: cambiamenti fisiologici, sintomi e comportamenti indicatori.
   - **Comunicazione con il team**: lavorare insieme per riconoscere e comprendere la traiettoria della malattia.
   - **Rispettare i desideri del paziente**: direttive anticipate, discussioni precedenti e desideri espressi.
2. Ridefinire gli obiettivi di cura
   - **Da curativo a palliativo**: transizione dagli interventi mirati a curare a quelli mirati ad alleviare.
   - **La decisione di non rianimare (DNR)**: comprendere, rispettare e comunicare le direttive.
   - **Ritiro degli interventi intensivi**: decidere quando e come interrompere i trattamenti come la ventilazione o la dialisi.

3. Gestione dei sintomi
- **Il dolore**: valutazione, trattamenti medicinali e non medicinali.
- **Respiro affannoso**: alleviare l'affanno senza peggiorare la situazione.
- **Agitazione e delirio**: riconoscere e gestire questi stati per garantire il massimo comfort.
- **Altri sintomi comuni**: Nausea, costipazione, xerostomia.

4. Supporto emotivo e spirituale
- **Accompagnare il paziente**: ascolto attivo, presenza confortante.
- **Sostegno alla famiglia e agli amici**: aiutare a elaborare il lutto, fornendo uno spazio per l'espressione delle emozioni.
- **Servizi di assistenza spirituale**: integrazione di cappellani o consulenti spirituali nel piano di cura.

5. Comunicazione
- **Consegnare notizie difficili**: tecniche per condividere informazioni sensibili.
- **Facilitare le discussioni di fine vita**: esplorare i desideri e le preoccupazioni del paziente.
- **Mediare i disaccordi**: negoziare e trovare un terreno comune tra l'équipe medica, il paziente e la famiglia.

6. Aspetti culturali ed etici
- **Rispettare le credenze e le pratiche culturali**: comprendere e integrare le diverse prospettive culturali.
- **Decisioni etiche**: navigare in dilemmi come la nutrizione o l'idratazione artificiale.

7. Autocura per il professionista
- Riconoscere l'esaurimento emotivo: segni e sintomi del burnout.
- **Strategie di resilienza**: tecniche di rilassamento, supporto tra pari, supervisione.
- **Debriefing dopo un decesso**: condividere, riflettere e imparare da ogni esperienza.

8. Autopsia
- **Cura del corpo**: rispetto, dignità e procedure post-mortem.
- **Sostegno alle famiglie dopo un decesso**: consulenza sul lutto, risorse e orientamento.

Prendersi cura di un paziente malato terminale in un ambiente acuto richiede una combinazione unica di abilità tecnica e compassione. È essenziale affrontare ogni situazione con empatia, rispetto e apertura, fornendo al contempo la migliore assistenza possibile per garantire il comfort e la dignità del paziente e della sua famiglia.

Documentazione e riservatezza

Nel settore sanitario, una documentazione accurata e completa è fondamentale, non solo per garantire la continuità di un'assistenza di qualità, ma anche per rispettare i diritti legali ed etici dei pazienti. La riservatezza, invece, è al centro del rapporto di fiducia tra paziente ed équipe sanitaria. Affrontare questi problemi in un ambiente medico acuto, dove l'urgenza e la velocità sono spesso all'ordine del giorno, richiede una particolare competenza.

1. Importanza della documentazione
- **Continuità dell'assistenza**: come una documentazione accurata promuove un'assistenza coerente e coordinata.
- **Responsabilità legali**: l'aspetto legale della documentazione in medicina.
- **Comunicazione tra professionisti della sanità**: facilitare gli scambi e le transizioni tra team e reparti.
2. Elementi chiave della documentazione
- **Dati di identificazione**: informazioni di base sul paziente.

- **Valutazione iniziale**: osservazioni iniziali, sintomi, segni vitali.
- **Piano di cura**: interventi pianificati, obiettivi, trattamenti.
- **Progressi e follow-up**: aggiornamenti regolari sulle condizioni del paziente e sulla risposta al trattamento.
- **Note speciali**: allergie, direttive anticipate, decisioni importanti.
- **Trasferimenti e dimissioni**: informazioni da condividere durante la transizione delle cure.

3. Principi di riservatezza
- **Rispetto dei diritti dei pazienti**: diritto alla privacy e alla sicurezza delle informazioni personali.
- **Regolamenti e standard**: Legislazione locale e nazionale, standard etici.
- **Conseguenze di una violazione**: implicazioni legali, etiche e professionali.

4. Gestione delle informazioni
- **Archiviazione sicura**: proteggere i file fisici e i sistemi elettronici.
- **Accesso limitato**: si assicuri che solo i professionisti autorizzati abbiano accesso ai dati.
- **Trasmissione di informazioni**: condivisione sicura dei dati tra professionisti e strutture.
- **Distruzione dei dati**: procedure per il corretto smaltimento delle informazioni sensibili.

5. Sfide specifiche nella medicina per acuti
- **Emergenze e riservatezza**: gestire la privacy in situazioni critiche.
- **Team di grandi dimensioni**: coordinamento tra più parti interessate nel rispetto della riservatezza.
- **Pazienti non in grado di acconsentire**: come proteggere le loro informazioni in assenza di un consenso esplicito.

6. Consenso e condivisione delle informazioni
- **Ottenere il consenso informato**: spiegare perché e come verranno utilizzate le informazioni.

- **Situazioni eccezionali**: quando e come divulgare le informazioni senza consenso.
- **Familiari e amici**: navigare nella comunicazione rispettando i diritti dei pazienti.

7. Formazione e aggiornamenti
   - **Tenersi aggiornati**: sviluppi legislativi, tecnologie, best practice.
   - **Formazione continua**: Workshop, seminari, certificazioni.
   - **Feedback**: imparare dagli errori del passato per migliorare le pratiche future.

8. Autovalutazione e audit
   - **Audit interni**: garantire la conformità agli standard di documentazione e riservatezza.
   - **Feedback costruttivo**: utilizzare gli audit per identificare le aree di miglioramento.
   - **Collaborazione interdisciplinare**: lavorare insieme per rafforzare le pratiche.

La documentazione e la riservatezza sono pietre miliari della pratica infermieristica, in particolare nella medicina per acuti. Un'attenzione meticolosa a questi aspetti non solo assicura un'assistenza di qualità, ma rafforza anche la fiducia e il rispetto reciproci tra il paziente e il team infermieristico.

Capitolo 7

STRUMENTI E TECNOLOGIE IN MEDICINA ACUTA

Monitor e macchine monitoraggio vitale

Nella medicina acuta, monitorare attentamente i segni vitali di un paziente può significare la differenza tra la vita e la morte. Gli infermieri sono spesso in prima linea in questo monitoraggio, collegando il paziente a sofisticati dispositivi tecnici. Queste macchine, pur essendo essenziali, richiedono una conoscenza approfondita del loro funzionamento, di come interpretare i dati che forniscono e degli interventi appropriati basati su questi dati.

1. Introduzione al monitoraggio dei segni vitali
   - **Perché monitorare**: l'importanza del monitoraggio continuo nella medicina acuta.
   - **Storia e sviluppo**: dalla palpazione manuale alla tecnologia avanzata.
2. Monitor cardiaci
   - **Elettrocardiogramma (ECG)**: Capire le onde, gli intervalli e il loro significato.
   - **Riconoscere le aritmie**: identificare e rispondere alle aritmie cardiache comuni.
   - **Pacemaker temporanei**: uso, monitoraggio e problemi potenziali.
3. Monitor della pressione sanguigna
   - **Misurazione non invasiva (NIM):** sfigmomanometri automatici e loro applicazioni.
   - **Misurazione invasiva**: cateteri arteriosi, indicazioni, potenziali complicazioni.
4. Monitoraggio dell'ossigenazione
   - **Pulsossimetria**: principi, vantaggi e limiti.
   - **Analisi dei gas nel sangue**: comprendere PaO_2, SaO_2, $PaCO_2$ e la loro importanza.
   - **Capnografia**: monitoraggio della CO_2 espirata, indicazioni e interpretazione.
5. Monitoraggio respiratorio
   - **Monitor della frequenza respiratoria**: tecnologia, accuratezza e problemi comuni.

- **Ventilatori**: modalità, parametri, allarmi e guasti comuni.
6. Monitoraggio della temperatura
   - **Termistori e termocoppie**: Come funzionano e dove si posizionano.
   - **Ipotermia e ipertermia**: riconoscere, capire e intervenire.
7. Altri sistemi di monitoraggio
   - Monitor ICP (pressione intracranica): indicazioni, lettura e procedure.
   - **Gittata cardiaca**: metodi di misurazione, interpretazione e implicazioni cliniche.
   - **Monitoraggio del flusso urinario**: cateteri vescicali, importanza del flusso urinario nella medicina acuta.
8. Allarmi e gestione degli allarmi
   - **L'importanza degli allarmi**: perché esistono e quando si attivano.
   - **Stanchezza da allarme**: fenomeno, conseguenze e strategie di mitigazione.
   - **Configurazione e personalizzazione**: impostare le soglie di allarme in base alle esigenze del paziente.
9. Manutenzione e risoluzione dei problemi
   - **Controlli giornalieri**: controlli di routine per garantire il corretto funzionamento delle apparecchiature.
   - **Problemi comuni**: I segni di malfunzionamento e i passaggi fondamentali per la risoluzione dei problemi.
   - **Quando chiamare un tecnico**: riconoscere i limiti dell'intervento infermieristico.
10. Etica e tecnologia
   - **Dipendenza dalla tecnologia**: trovare un equilibrio tra la fiducia nella macchina e la valutazione clinica.
   - **Rispetto per il paziente**: garantire la dignità e la riservatezza nonostante la costante sorveglianza.
   - **Formazione continua**: la necessità di tenersi al passo con gli sviluppi tecnologici.

Il monitoraggio vitale è una componente essenziale dell'assistenza nella medicina acuta. Gli infermieri devono padroneggiare questi strumenti per fornire un'assistenza sicura ed efficace, tenendo sempre presente il paziente dietro ogni traccia, ogni numero e ogni allarme.

L'uso dei defibrillatori e pacemaker temporanei

I defibrillatori e i pacemaker temporanei sono dispositivi cruciali nella gestione delle emergenze cardiache. Questi dispositivi possono ripristinare il ritmo cardiaco e salvare la vita in situazioni critiche. Sebbene siano essenziali, richiedono una conoscenza approfondita da parte degli infermieri per essere utilizzati in modo sicuro ed efficace.

1. Introduzione alla defibrillazione e alla stimolazione cardiaca
   - **Definizione e principi di base**: capire cosa sono la defibrillazione e la stimolazione cardiaca.
   - **Indicazioni**: riconoscere le situazioni in cui questi dispositivi sono necessari.
2. Defibrillatori
   - **Come funziona**: capire la tecnologia alla base della defibrillazione.
   - **Tipi di defibrillatore**: Defibrillatore esterno automatico (DAE), semiautomatico e manuale.
   - **Elettrodi e posizionamento**: importanza della posizione e della tecnica corretta.
   - **Protocolli di rianimazione**: algoritmo di rianimazione cardiaca e ruolo della defibrillazione.
   - **Manutenzione e ispezione**: si assicuri che l'apparecchio sia in buone condizioni di funzionamento.

3. Pacemaker temporanei
- **Perché un pacemaker temporaneo**: indicazioni cliniche e benefici.
- **Come funziona**: principi di base della stimolazione cardiaca.
- **Inserimento**: via transcutanea rispetto a quella transvenosa.
- **Impostazioni e parametri**: Capire le modalità, le soglie e altri parametri.
- **Complicazioni e gestione**: riconoscere e gestire le complicazioni più comuni.

4. Interfaccia con altri dispositivi
- **Interazione con i monitor cardiaci**: interpretazione dei tracciati ECG quando si utilizza un pacemaker.
- **Uso simultaneo con altri dispositivi**: combinazione con defibrillatori impiantabili, ad esempio.

5. Situazioni speciali
- **Defibrillazione in pazienti speciali**: bambini, donne in gravidanza, pazienti con dispositivi cardiaci impiantabili.
- **Pacemaker temporanei post-operatori**: indicazioni e gestione dopo la chirurgia cardiaca.

6. Aspetti etici e legislativi
- **Consenso informato**: garantire che il paziente o la sua famiglia comprendano la procedura.
- **Decisioni di fine vita e rianimazione**: rispettare i desideri del paziente in merito alla rianimazione.
- **Responsabilità professionali**: conoscere i limiti legali e le responsabilità associate all'uso di questi dispositivi.

7. Formazione e competenze
- **Importanza della formazione continua**: tenersi aggiornati sugli sviluppi tecnologici e clinici.
- **Simulazioni e workshop**: l'importanza della pratica regolare per mantenere le competenze.
- **Certificazioni**: ottenere e rinnovare le certificazioni necessarie per utilizzare questi dispositivi.

8. Conclusione e prospettive
- **Sviluppi futuri**: progressi tecnologici nella defibrillazione e nella stimolazione cardiaca.
- **Ruolo centrale dell'infermiere**: sottolineare l'importanza dell'infermiere nella gestione delle emergenze cardiache e nella gestione di questi dispositivi.

L'uso efficace di defibrillatori e pacemaker temporanei richiede sia competenze tecniche che sensibilità clinica. Gli infermieri, in quanto spina dorsale dell'assistenza per acuti, svolgono un ruolo fondamentale nel garantire che questi dispositivi siano utilizzati in modo ottimale e sicuro, nel rispetto delle esigenze e dei diritti dei pazienti.

Innovazioni tecnologiche : telemedicina dispositivi portatili

Nell'era digitale, la medicina si sta evolvendo alla velocità della luce, cambiando profondamente le pratiche cliniche e il panorama dell'assistenza. Dai consulti virtuali ai dispositivi di monitoraggio indossabili, le innovazioni tecnologiche promettono una medicina più accessibile, personalizzata ed efficiente. Gli infermieri, attori chiave del sistema sanitario, sono in prima linea in questa rivoluzione.

1. Telemedicina: definizione e ambito di applicazione
- **Cos'è la telemedicina**: un'introduzione ai concetti di base.
- **Vantaggi e svantaggi**: il peso della tecnologia rispetto all'interazione umana.
- **Le diverse forme**: dal teleconsulto al monitoraggio a distanza.
2. Teleconsulto
- **Come funziona**: come funziona una consultazione a distanza?

- **Strumenti e piattaforme**: Le tecnologie alla base del teleconsulto.
- **Limiti e sfide**: situazioni in cui la presenza fisica è essenziale.

3. Dispositivi indossabili e applicazioni sanitarie
- **Orologi e braccialetti connessi**: Monitoraggio della frequenza cardiaca, dell'attività fisica, del sonno...
- **Applicazioni di monitoraggio medico**: gestione del diabete, monitoraggio della pressione sanguigna, promemoria per i farmaci, ecc.
- **Implicazioni per gli infermieri**: come si possono integrare questi dati nel monitoraggio del paziente?

4. Monitoraggio medico a distanza
- **Dispositivi domestici**: monitor cardiaci, monitor della pressione sanguigna, spirometri collegati, ecc.
- **Trasmissione e analisi dei dati**: come vengono inviati e interpretati i dati dagli operatori sanitari?
- **Intervento remoto**: le azioni possono essere eseguite senza la presenza fisica.

5. Realtà virtuale e aumentata nell'assistenza sanitaria
- **Applicazioni terapeutiche**: trattamento del dolore, terapie cognitive, riabilitazione, ecc.
- **Formazione medica e infermieristica**: simulazioni, scenari di emergenza, anatomia virtuale...

6. Intelligenza artificiale (AI) e robotica
- **AI nella diagnostica**: assistenza diagnostica, interpretazione di immagini mediche.
- **Assistenti robotici**: Aiutare nell'assistenza, trasportare apparecchiature, interagire con i pazienti.
- **Etica e AI**: quali sono i limiti della macchina in medicina?

7. L'importanza della sicurezza dei dati
- **Protezione dei dati personali**: normative e best practice.
- **Cybersecurity**: proteggere le informazioni sui pazienti dalle minacce esterne.

8. Aspetti etici delle tecnologie sanitarie
   - **Equità di accesso**: tutti i pazienti hanno accesso a queste tecnologie?
   - La relazione caregiver-paziente nell'era digitale: preservare l'umanità delle cure.
9. Implicazioni per la formazione infermieristica
   - Integrare la tecnologia nei programmi di studio: formare i futuri infermieri con questi strumenti.
   - **Formazione continua**: mantenersi aggiornati sulle tecnologie in rapida evoluzione.
10. Conclusione e prospettive
    - La tecnologia come alleato, non come sostituto: Mantenere le persone al centro della medicina.
    - **Sfide future**: anticipare gli sviluppi futuri e le loro implicazioni per la pratica infermieristica.

Mentre la tecnologia sta trasformando la medicina, sarà la combinazione di questi strumenti innovativi con l'esperienza, la compassione e l'umanità degli infermieri a fare la differenza. Queste innovazioni promettono di fornire un'assistenza più proattiva, preventiva e personalizzata, enfatizzando la collaborazione e la comunicazione tra assistenti e pazienti.

Capitolo 8

FARMACI COMUNI E AMMINISTRAZIONE

Classi di farmaci essenziali in medicina acuta

La medicina acuta spesso richiede interventi rapidi ed efficaci per trattare o stabilizzare i pazienti. I farmaci svolgono un ruolo cruciale in questo senso. Gli infermieri devono avere una conoscenza approfondita delle classi di farmaci essenziali comunemente utilizzate nella medicina acuta, per garantire una somministrazione sicura e ottimale.

1. Introduzione
   - L'importanza della farmacologia nella medicina acuta
   - Il ruolo dell'infermiere nella somministrazione e nel monitoraggio dei farmaci
2. Analgesici
   - **Oppiacei**: Morfina, Fentanyl, Ossicodone...
   - Farmaci antinfiammatori non steroidei (FANS): Ibuprofene, Naproxene, ecc.
   - Paracetamolo (acetaminofene)
3. Farmaci cardiovascolari
   - **Antiaritmici**: Amiodarone, Lidocaina...
   - **Antipertensivi**: beta-bloccanti, diuretici, ACE-inibitori, ecc.
   - **Vasopressori**: Adrenalina (Epinefrina), Noradrenalina (Norepinefrina)...
4. Farmaci per l'apparato respiratorio
   - **Broncodilatatori**: Salbutamolo, Ipratropio...
   - **Steroidi per via inalatoria**: Budesonide, Fluticasone...
   - Antagonisti dei leucotrieni: Montelukast...
5. Farmaci neurologici
   - **Anticonvulsivanti**: Diazepam, Fenitoina...
   - Sedativi e ansiolitici: Midazolam, Lorazepam...
6. Farmaci gastrointestinali
   - **Antiemetici**: Metoclopramide, Ondansetron...

- **Farmaci antiulcera**: Omeprazolo, Ranitidina...
7. Antibiotici e antivirali
   - Cefalosporine, penicilline, macrolidi...
   - Antiretrovirali per le infezioni gravi: Oseltamivir...
8. Farmaci metabolici ed endocrini
   - Insuline e antidiabetici orali: Metformina, Glibenclamide...
   - Ormoni tiroidei e anti-tiroidei: levotiroxina, propiltiouracile...
9. Agenti di rianimazione
   - **Agonisti adrenergici**: Adrenalina, Noradrenalina...
   - **Antagonisti**: Naloxone per le overdose da oppioidi...
10. Farmaci ematologici
   - **Anticoagulanti**: Eparina, Warfarin...
   - Agenti antiaggreganti: Aspirina, Clopidogrel, ecc.
11. Elettroliti e sostituti
   - Soluzioni saline, potassio, bicarbonato di sodio...
12. Conclusione
   - **Amministrazione sicura**: doppio controllo, prevenzione degli errori.
   - **Monitoraggio degli effetti collaterali**: conoscenza delle interazioni farmacologiche, dei segni di sovradosaggio o delle reazioni allergiche.

I farmaci sono una componente vitale degli interventi medici acuti. Gli infermieri, grazie alla loro formazione ed esperienza, sono nella posizione ideale per somministrare questi farmaci in modo sicuro, monitorarne gli effetti ed educare i pazienti al loro uso. Una conoscenza approfondita delle classi di farmaci essenziali e delle loro implicazioni cliniche è quindi essenziale per garantire un'assistenza ottimale al paziente.

Principi di amministrazione e sorveglianza

La somministrazione di farmaci in medicina acuta è un'abilità cruciale per gli infermieri. Con il potenziale di causare danni o addirittura conseguenze fatali, una somministrazione accurata e un monitoraggio attento sono imperativi. Comprendere i principi fondamentali della somministrazione e del monitoraggio assicura che i pazienti ricevano l'assistenza più sicura ed efficace possibile.

1. Introduzione
   • L'importanza di un'amministrazione sicura
   • Il rapporto tra amministrazione e supervisione
2. I cinque elementi essenziali della somministrazione di farmaci
   • **Buon paziente**: verificare l'identità del paziente prima della somministrazione.
   • **Buona medicina**: controllare l'etichetta, il farmaco prescritto e la sua integrità.
   • **Dose corretta**: controlli le dosi prescritte e preparate.
   • **Via corretta**: assicurarsi che la via di somministrazione sia appropriata (orale, IV, IM, ecc.).
   • **Il momento giusto**: rispettare gli orari e le esigenze specifiche del paziente.
3. Tecniche di amministrazione
   • **Orale**: compresse, liquidi, capsule...
   • **Iniettabile**: per via endovenosa, intramuscolare, sottocutanea...
   • **Topici**: creme, gel, cerotti, ecc.
   • **Inalazione**: Aerosol, dispositivi in polvere, ecc.
4. Controllo e doppia verifica
   • **Farmaci ad alto rischio**: eparina, insulina, farmaci anestetici, ecc.

- Procedure per il doppio controllo: quando e come eseguirle.

5. Monitoraggio post-somministrazione
  - **Effetti terapeutici attesi**: riconoscere quando il farmaco ha l'effetto desiderato.
  - **Effetti collaterali comuni**: Sapere a cosa fare attenzione a seconda del farmaco che sta assumendo.
  - **Segni di overdose**: sintomi specifici da osservare.

6. Interazioni farmacologiche
  - **Conoscenza dei farmaci comuni che interagiscono**: ad esempio, gli anticoagulanti con alcuni antibiotici.
  - **Potenziali conseguenze delle interazioni**: reazioni avverse, efficacia ridotta, ecc.

7. Educazione del paziente
  - **Spieghi il farmaco**: cosa fa e perché viene usato.
  - **Possibili effetti collaterali**: informare il paziente su cosa aspettarsi.
  - **Aderenza al trattamento**: consigli per aiutare il paziente a seguire il regime terapeutico.

8. Documentazione
  - **L'importanza di una documentazione precisa**: chi, cosa, quando, come e perché.
  - **Rapporti sugli incidenti**: quando e come segnalare un errore o un evento indesiderato.

9. Altre considerazioni
  - **Considerazioni culturali**: rispettare le credenze e le esigenze specifiche dei pazienti.
  - **Pazienti con esigenze speciali**: bambini, anziani, disabili, ecc.

10. Conclusione
  - **L'importanza di aggiornare costantemente le conoscenze**: formazione continua, seminari, workshop.

Gli infermieri sono spesso l'ultimo anello della catena tra la prescrizione del farmaco e il paziente. Una somministrazione appropriata e un monitoraggio rigoroso sono essenziali per garantire non solo l'efficacia del trattamento, ma anche la sicurezza del paziente. Comprendere e padroneggiare questi principi fondamentali assicura che l'assistenza fornita sia della massima qualità possibile.

Gestione delle reazioni avverse e interazioni farmacologiche

Le reazioni e le interazioni avverse ai farmaci sono una delle principali preoccupazioni per gli operatori sanitari della medicina acuta. Questi incidenti possono compromettere l'efficacia del trattamento, aumentare la morbilità e persino, nei casi più gravi, portare alla morte. Gli infermieri sono in prima linea nell'identificare, gestire e prevenire questi eventi.

1. Introduzione
   - Definizione di reazioni avverse e interazioni farmacologiche
   - L'importanza della diagnosi e del trattamento precoci
2. Comprendere le reazioni opposte
   - **Tipi di reazione**: allergica, tossica, idiosincratica...
   - **Identificazione dei sintomi**: eruzioni cutanee, difficoltà respiratorie, problemi cardiaci...
   - **Intervento rapido**: primo soccorso, antidoti, protocolli di emergenza...
3. Interazioni tra farmaci: capire i meccanismi
   - **Interazioni farmacodinamiche**: due farmaci con effetti simili o opposti.
   - **Interazioni farmacocinetiche**: cambiamenti nell'assorbimento, nel metabolismo, nella distribuzione o nell'escrezione.

- **Interazioni alimentari**: alimenti che possono alterare l'effetto di un farmaco.

4. Identificare i pazienti a rischio
   - **Polimedicazione**: aumento del rischio nei pazienti che assumono diversi farmaci.
   - **Popolazioni speciali**: anziani, bambini, donne in gravidanza, ecc.
   - **Condizioni mediche concomitanti**: Insufficienza epatica o renale, malattie cardiache...

5. Prevenire le interazioni farmacologiche
   - **Revisione completa dei farmaci**: al momento del ricovero, quando ci sono cambiamenti nel trattamento.
   - **Uso di software e database**: per aiutare a rilevare e prevenire potenziali interazioni.
   - **Educazione del paziente**: informare i pazienti sui rischi e sui segni delle interazioni.

6. Gestione delle interazioni identificate
   - **Adattamento del trattamento**: modifica del farmaco, adeguamento del dosaggio.
   - **Aumento del monitoraggio**: monitoraggio dei parametri vitali e degli esami del sangue.
   - **Documentazione e comunicazione**: informare l'équipe medica, il paziente e la famiglia.

7. Istruzione e formazione continua per gli infermieri
   - **Aggiornamenti regolari**: nuovi farmaci, nuove interazioni.
   - **Scenari di simulazione**: esercitarsi a rispondere a situazioni diverse.
   - **Scambio interprofessionale**: imparare dall'esperienza e dalle conoscenze dei colleghi.

8. L'importanza della dichiarazione
   - **Sistemi di segnalazione**: notifica alle autorità sanitarie delle reazioni avverse e delle interazioni.
   - **Imparare dagli errori**: analizzare gli incidenti per evitare di ripeterli.

9. Conclusione

- **Il ruolo cruciale dell'infermiere**: rilevamento, intervento, educazione.
- Importanza di una stretta collaborazione con l'équipe medica: lavoro di squadra per la sicurezza del paziente.

La gestione delle reazioni e interazioni avverse ai farmaci è una parte essenziale della pratica infermieristica nella medicina acuta. Rimanendo informati, vigili e proattivi, gli infermieri possono dare un contributo importante alla sicurezza e all'efficacia del trattamento del paziente.

Capitolo 9

GESTIONE DELLE LINEE DI ACCESSO ENDOVENOSE

Tipi di catetere e indicazioni

I cateteri sono dispositivi medici comunemente utilizzati in medicina per una serie di motivi. La loro scelta dipende dall'indicazione clinica, dalla durata di utilizzo desiderata e dall'accesso anatomico richiesto. Ecco una panoramica dei diversi tipi di catetere e delle loro principali indicazioni.

1. Introduzione
   - Definizione di catetere
   - Importanza della scelta del catetere giusto per la giusta indicazione
2. Cateteri venosi periferici (PVC)
   - **Descrizione**: tubi corti inseriti in una vena periferica, spesso sul braccio.
   - **Indicazioni**: somministrazione a breve termine di farmaci, liquidi, trasfusioni, prelievo di sangue.
   - **Limitazioni**: rischio di irritazione venosa con alcuni farmaci.
3. Cateteri venosi centrali (CVC)
   - **Descrizione**: tubi più lunghi inseriti in una vena principale, spesso la giugulare interna, la succlavia o la femorale.
   - **Indicazioni**: somministrazione di farmaci irritanti, nutrizione parenterale totale, accesso a lungo termine.
       - Tipi speciali:
       - Catetere Hickman/Broviac: per uso prolungato.
       - **Port-a-Cath (PAC):** impiantato sotto la pelle per un uso a lungo termine.
       - **Catetere Swan-Ganz (catetere polmonare):** Misurazione delle pressioni cardiache e polmonari.
4. Cateteri arteriosi
   - **Descrizione**: Inserita in un'arteria, spesso l'arteria radiale o femorale.
   - **Indicazioni**: monitoraggio continuo della pressione sanguigna, prelievo di sangue arterioso.

5. Cateteri urinari (cateteri vescicali)
- **Descrizione**: tubi inseriti nella vescica attraverso l'uretra.
- **Indicazioni**: ritenzione urinaria, monitoraggio del flusso di urina, interventi chirurgici.
  - Tipi:
    - **Sonda intubata**: per l'uso a lungo termine.
    - **Sonda Nelaton**: per il drenaggio puntiforme.
    - **Catetere di Foley**: ha un palloncino per tenere il catetere in posizione.
6. Cateteri epidurali e spinali
- **Descrizione**: inserito nello spazio epidurale o intratecale della colonna vertebrale.
- **Indicazioni**: anestesia, somministrazione di farmaci analgesici.
7. Cateteri per emodialisi
- **Descrizione**: tubo di grande diametro per il flusso sanguigno rapido necessario per la dialisi.
- **Indicazioni**: emodialisi, emofiltrazione.
8. Cateteri di aspirazione
- **Descrizione**: si usa per aspirare le secrezioni.
- **Indicazioni**: aspirazione bronchiale, drenaggio di raccolte di liquidi.
9. Cateteri di alimentazione
- **Descrizione**: inserito nello stomaco o nell'intestino.
- **Indicazioni**: alimentazione enterale a lungo termine.
  - Tipi:
    - **Gastrostomia**: tubo inserito direttamente nello stomaco.
    - **Jejunostomia**: tubo inserito nel digiuno.
10. Conclusione
- **Importanza della scelta appropriata**: garantire un trattamento sicuro ed efficace.
- **Manutenzione e cura**: prevenire le infezioni e le complicazioni.

Comprendere i diversi tipi di catetere e le loro indicazioni è essenziale per gli operatori sanitari, al fine di garantire la migliore assistenza al paziente, riducendo al minimo i rischi associati.

Potenziali complicazioni e loro gestione

L'uso di cateteri, sebbene comune e spesso vitale in medicina, non è privo di rischi. Gli infermieri devono essere consapevoli di queste potenziali complicazioni e sapere come gestirle in modo efficace.

1. Introduzione
   - Importanza del monitoraggio del catetere
   - La prevenzione come primo passo
2. Complicazioni infettive
   - **Infezioni locali**: arrossamento, gonfiore, pus nel sito di inserimento.
   - **Gestione**: rimozione del catetere, colture microbiche, somministrazione di antibiotici.
   - **Batteriemia e setticemia**: infezione che si diffonde attraverso il flusso sanguigno.
   - **Gestione**: rimozione del catetere, antibiotici sistemici, gestione dello shock settico.
3. Complicazioni meccaniche
   - **Ostruzione del catetere**: diminuzione del flusso, impossibilità di prelevare o iniettare fluidi.
   - **Gestione**: Lavaggio con soluzioni appropriate, talvolta rimozione e sostituzione del catetere.
   - **Rottura o perdita**: fuoriuscita di fluidi all'esterno del catetere.
   - **Gestione**: interrompere l'uso, proteggere il sito, sostituire il catetere.
   - **Migrazione del catetere**: spostamento del catetere dalla sua posizione originale.

- **Gestione**: conferma mediante imaging, riposizionamento o rimozione.

4. Complicazioni trombotiche
   - **Trombosi venosa**: coagulo di sangue che si forma intorno al catetere.
   - **Gestione**: Anticoagulanti, rimozione del catetere se necessario, prevenzione mediante lavaggio regolare.
   - **Embolia**: rilascio di un coagulo nel flusso sanguigno.
   - **Gestione**: anticoagulanti, monitoraggio cardiaco e polmonare.

5. Complicazioni legate all'aria
   - **Embolia gassosa**: ingresso di aria nella circolazione attraverso il catetere.
   - **Gestione**: posizione di decubito laterale sinistro e Trendelenburg, somministrazione di ossigeno, talvolta aspirazione di aria attraverso il catetere.

6. Complicazioni traumatiche
   - **Perforazione**: un organo o un vaso viene perforato quando viene inserito il catetere.
   - **Gestione**: rimozione del catetere, monitoraggio stretto, intervento chirurgico se necessario.
   - **Ematomi**: accumulo di sangue nel sito di inserimento.
   - **Gestione**: compressione, monitoraggio dei progressi, evacuazione chirurgica se necessario.

7. Complicazioni chimiche
   - **Flebite chimica**: irritazione della vena causata da un farmaco o da una soluzione.
   - **Gestione**: interrompere la somministrazione, applicare impacchi caldi, monitorare, eventualmente rimuovere il catetere.

8. Complicazioni neurologiche
    - **Danni ai nervi**: soprattutto nel caso di cateteri epidurali o spinali.
    - **Gestione**: rimozione del catetere, monitoraggio dei sintomi, consultazione neurologica.
9. Prevenire le complicazioni
    - Tecniche di inserimento sterili
    - Formazione regolare per il personale medico
    - Monitoraggio regolare e cura appropriata del sito di inserimento.
    - Educazione del paziente

Le complicazioni associate ai cateteri sono varie e richiedono una costante vigilanza da parte degli operatori sanitari. Una formazione adeguata, una tecnica rigorosa e un monitoraggio continuo possono ridurre al minimo questi rischi e garantire la sicurezza del paziente.

Somministrazione di farmaci per via endovenosa

La somministrazione di farmaci per via endovenosa (IV) è una pratica comune in campo medico, soprattutto nelle situazioni acute. Consente al farmaco di agire rapidamente, ma richiede una conoscenza approfondita e un'attenzione particolare per evitare complicazioni.
1. Introduzione
    - **Vantaggi della via endovenosa**: assorbimento rapido, dosi precise, utilizzo di soluzioni di grande volume o di farmaci irritanti.
    - **Le responsabilità dell'infermiere**: selezione appropriata del sito di iniezione, preparazione adeguata del farmaco, monitoraggio del paziente.
2. Tipi di somministrazione endovenosa
    - **Bolus o iniezione diretta**: somministrazione rapida di una piccola quantità di farmaco.

- **Infusione continua**: somministrazione costante e regolare di farmaci o soluzioni.
- **Infusione intermittente**: somministrazione di dosi di farmaco a intervalli regolari.

3. Preparare il farmaco
- **Controllare la prescrizione**: confermare la dose, il farmaco e la via di somministrazione.
- **Igiene delle mani**: si lavi le mani prima di maneggiarle.
- **Preparazione in ambiente sterile**: utilizzo di tecniche asettiche per evitare la contaminazione.
- **Controllo del farmaco**: scadenza, integrità, precipitazione o scolorimento del prodotto.

4. Selezione e preparazione del sito di iniezione
- **Scelta della vena**: preferenza per le vene sul dorso della mano, dell'avambraccio o del gomito.
- **Valutazione del sito**: Eviti le aree danneggiate, gonfie o dolorose.
- **Disinfezione del sito**: Utilizzi un antisettico con un movimento circolare dal centro verso l'esterno.

5. Inserimento della linea IV
- **Tecnica asettica**: indossare guanti sterili.
- **Inserimento del catetere**: con un angolo di 15-30 gradi rispetto alla pelle, adattandosi a un angolo meno acuto una volta in vena.
- **Conferma della posizione**: ritorno del sangue nel tubo del catetere.
- **Fissare il catetere**: utilizzare medicazioni sterili e trasparenti.

6. Somministrazione di farmaci
- **Controllo della velocità di infusione**: regolazione in base alla prescrizione medica.
- **Monitoraggio durante la somministrazione**: osservazione dei segni di complicazioni, come infiltrazione o flebite.
- **Risciacquo**: dopo la somministrazione, utilizzare una soluzione salina per garantire la completa

somministrazione del farmaco e mantenere la pervietà del catetere.

7. Monitoraggio post-somministrazione
   - **Osservare gli effetti del farmaco**: segni di efficacia o effetti collaterali.
   - **Monitorare il sito di inserimento**: cercare segni di infezione, infiltrazione o irritazione.

8. Ritiro della via endovenosa
   - Igiene delle mani: prima della rimozione.
   - **Rimozione delicata**: con un movimento continuo, applicando una pressione con un impacco sterile.
   - **Medicazione**: applicare sul sito per prevenire il sanguinamento.

9. Complicazioni e loro gestione
   - Flebite, infiltrazione, stravaso, embolia gassosa, infezione.
   - Prevenzione e intervento.

La somministrazione di farmaci per via endovenosa è un'abilità essenziale per gli infermieri che lavorano nella medicina per acuti. Una conoscenza approfondita delle tecniche, una preparazione meticolosa e un monitoraggio attento sono essenziali per garantire la sicurezza e l'efficacia di questa forma di somministrazione.

Capitolo 10

SUPPORTO PAZIENTI SPECIFICI

Pediatria :
il bambino in una situazione acuta

La pediatria è un mondo a sé stante nel mondo medico, caratterizzato da dinamiche proprie, sfide e momenti toccanti. Quando si tratta di assistere un bambino in una situazione acuta, ogni secondo conta, ogni decisione è cruciale, ma tutto deve essere fatto con una delicatezza adatta a questi pazienti particolarmente vulnerabili.

È fondamentale capire che i bambini non sono semplicemente dei "piccoli adulti". La loro fisiologia, anatomia e psicologia hanno caratteristiche specifiche che richiedono un approccio personalizzato. Ad esempio, le loro vie respiratorie più strette possono bloccarsi più facilmente e il loro cuore spesso batte più velocemente a riposo rispetto a quello degli adulti. Queste differenze, sebbene sottili, possono influenzare il decorso di una malattia o la risposta a un trattamento.

La prima interazione con un bambino in difficoltà richiede un'attenta valutazione, spesso guidata dall'approccio ABCDE, adattato alla pediatria. Nel valutare le condizioni del bambino, l'infermiere deve essere consapevole dei normali segni vitali pediatrici, che variano notevolmente a seconda dell'età. Una frequenza cardiaca che sarebbe considerata alta per un adulto può essere del tutto normale per un bambino.
Una delle competenze più preziose in pediatria è la capacità di comunicare efficacemente con i bambini e le loro famiglie. Un neonato non può esprimere il dolore o il disagio allo stesso modo di un adolescente. Allo stesso modo, un bambino in età prescolare può essere terrorizzato dalle apparecchiature mediche, mentre un bambino più grande può essere curioso. In ogni situazione, è essenziale rassicurare, informare e coinvolgere i genitori,

che spesso sono la chiave per comprendere le esigenze e i sentimenti del bambino.

Il dolore, onnipresente nell'ambiente medico, assume una nuova dimensione quando si tratta di bambini. Deve essere valutato con strumenti adatti all'età del bambino e trattato con una combinazione di farmaci e tecniche non medicinali. Per un genitore è un'esperienza dolorosa vedere il proprio figlio soffrire, e il team medico deve lavorare fianco a fianco con la famiglia per alleviare questo dolore.

La gamma di condizioni pediatriche acute è vasta, dalle infezioni comuni come la gastroenterite o l'otite alle situazioni più gravi come i traumi o gli avvelenamenti. Ogni scenario richiede conoscenze specifiche e un'azione rapida.
Somministrare farmaci a un bambino è un esercizio delicato. Gli errori possono essere fatali. Il dosaggio, generalmente basato sul peso del bambino, deve essere controllato attentamente e ogni farmaco deve essere somministrato con cautela.

Prendersi cura dei bambini in situazioni acute è una sfida che richiede competenza, delicatezza e comunicazione efficace. In questo mondo in cui fragilità e speranza vanno di pari passo, ogni professionista sanitario svolge un ruolo cruciale nell'offrire il meglio a questi piccoli pazienti.

Gerontologia :
Il paziente anziano nella medicina acuta

Nel vasto mondo della medicina, la gestione del paziente anziano in una situazione acuta presenta sfide, sfumature e particolarità proprie. Con l'invecchiamento della popolazione mondiale, gli operatori sanitari si trovano sempre più spesso di fronte a situazioni complesse in cui gli effetti dell'invecchiamento interagiscono con le condizioni acute, creando un mosaico di sintomi e necessità che richiedono un approccio olistico.

Spesso si dice che le persone anziane non sono semplicemente "adulti anziani". In effetti, l'invecchiamento è accompagnato da cambiamenti fisiologici, anatomici e psicosociali che possono influenzare il modo in cui una malattia si manifesta e progredisce. Per esempio, il declino della funzione renale può alterare il modo in cui un farmaco viene metabolizzato, mentre la perdita di massa muscolare può influenzare la mobilità e la forza di un individuo.

Una delle principali sfide della gerontologia è la polipatologia. Gli anziani spesso soffrono di diverse malattie croniche, che possono interagire tra loro o con una nuova condizione acuta. Un paziente può essere ricoverato con una polmonite, ma potrebbe essere il diabete o una malattia cardiaca a complicare il quadro clinico. L'infermiere deve quindi navigare con attenzione in questo complesso mare di sintomi e farmaci, cercando di fornire un'assistenza ottimale evitando le complicazioni.

Anche la comunicazione con il paziente anziano in una situazione acuta è essenziale. Con l'età, possono comparire dei deficit cognitivi che rendono più difficile la comprensione e l'espressione. È fondamentale avvicinarsi ai pazienti con pazienza ed empatia, e assicurarsi che comprendano appieno la loro situazione e l'assistenza proposta. Quando è possibile, l'inclusione dei familiari può fornire una visione preziosa della storia del paziente, dei suoi farmaci e delle sue preferenze.

Uno degli aspetti più toccanti dell'assistenza al paziente anziano è il confronto con la finitudine. Spesso si devono prendere in considerazione le cure palliative e di fine vita, cercando di offrire la massima qualità di vita nei momenti in cui il recupero non è più possibile. In questi momenti delicati, l'infermiere diventa un pilastro, sostenendo sia il paziente che la famiglia, guidando con compassione e professionalità.

La gerontologia nella medicina acuta è soprattutto una questione di cuore e di mente. Ogni paziente è un libro di storie, ricordi e lezioni. Attraverso le sfide mediche ed etiche, gli infermieri hanno l'inestimabile opportunità di offrire, anche nei momenti più bui, un faro di speranza, dignità e rispetto.

Pazienti con esigenze speciali: disabilità, salute mentale, ecc.

Navigare tra le complessità della medicina acuta è un compito complesso per qualsiasi professionista sanitario. Tuttavia, quando si tratta di pazienti con esigenze speciali, questa complessità raggiunge un nuovo livello. Questi individui, che siano affetti da una disabilità fisica, cognitiva, sensoriale o mentale, portano con sé una serie di esigenze e dinamiche uniche.

Prima di tutto, consideriamo lo spettro della disabilità. Un paziente con paraplegia, ad esempio, avrà esigenze diverse da un paziente con sordità. La prima cosa che ogni infermiere deve riconoscere è la persona dietro la disabilità. La conoscenza e la familiarità con la disabilità sono importanti, ma devono essere combinate con un approccio incentrato sul paziente, cercando di capire le sue esigenze, i suoi desideri e le sue esperienze personali.

I pazienti con problemi di salute mentale comportano un'altra serie di sfide. Condizioni come la schizofrenia, il disturbo bipolare o la depressione maggiore possono influenzare il modo in cui i pazienti percepiscono la loro malattia acuta, il modo in cui interagiscono con il personale di assistenza e il modo in cui aderiscono ai piani di trattamento. L'infermiere deve essere vigile ed empatico, cercando di stabilire un rapporto di fiducia e garantendo la sicurezza del paziente e del team.

Poi ci sono i pazienti con disturbi cognitivi, che si tratti di demenza, ritardo nello sviluppo o altre condizioni. Queste persone possono avere difficoltà a comprendere o a comunicare i propri sintomi, il dolore o le esigenze. Un approccio paziente e personalizzato è fondamentale, con strumenti di comunicazione appropriati, come immagini, gesti o tecnologie assistive.

La comunicazione è il filo conduttore che lega tutte queste esigenze speciali. Che si tratti di un interprete per un paziente sordo, di un approccio di de-escalation per un paziente in crisi psicotica o semplicemente di un ascolto attento di un paziente ansioso, la capacità dell'infermiere di comunicare efficacemente è essenziale.

Infine, la formazione e l'istruzione continuano a svolgere un ruolo cruciale. Il mondo delle esigenze speciali è vasto e in costante evoluzione. Gli infermieri devono tenersi aggiornati, cercare una formazione specialistica e, soprattutto, imparare da ogni interazione con questi pazienti.

Quando ci si occupa di pazienti con esigenze speciali nella medicina acuta, il compito può sembrare scoraggiante. Tuttavia, attraverso la complessità e le sfide, ci sono incredibili opportunità di apprendimento, crescita e momenti profondamente umani. È in queste interazioni che l'essenza dell'assistenza infermieristica - compassione, comprensione e altruismo - risplende maggiormente.

Capitolo 11

IGIENE
E
PREVENZIONE
INFEZIONI

Principi di igiene nella medicina acuta

L'igiene nella medicina per acuti è una priorità assoluta. In un ambiente in cui i pazienti sono spesso vulnerabili, con un sistema immunitario indebolito o affetti da infezioni, protocolli igienici rigorosi non sono solo auspicabili, ma vitali. La velocità del trattamento e l'acutezza delle situazioni mediche amplificano la necessità di pratiche igieniche impeccabili.

Una delle prime cose che vengono insegnate agli infermieri è l'importanza del lavaggio delle mani. Semplice all'apparenza, questo gesto è in realtà una prima linea di difesa essenziale contro la diffusione delle infezioni. Le mani, che sono in costante contatto con i pazienti, i dispositivi medici e l'ambiente, sono il principale vettore di trasmissione degli agenti patogeni. Un lavaggio meticoloso delle mani, con tecniche appropriate e nei momenti chiave (prima e dopo ogni contatto con un paziente, dopo aver toccato superfici potenzialmente contaminate, eccetera), può fare la differenza.

Poi viene l'uso giudizioso dei dispositivi di protezione individuale (DPI). Che si tratti di guanti, maschere, camici o occhiali protettivi, ogni articolo ha il suo posto e il suo momento. Non servono solo a proteggere l'infermiere, ma anche a prevenire la trasmissione incrociata tra i pazienti. Sapere quando e come utilizzarli, e soprattutto come rimuoverli correttamente, è essenziale per garantirne l'efficacia.

Anche la disinfezione e la sterilizzazione delle apparecchiature sono al centro dei principi dell'igiene. In un ambiente acuto, i dispositivi medici come stetoscopi, monitor e strumenti chirurgici devono essere rigorosamente puliti e sterilizzati. Ogni strumento ha le proprie raccomandazioni per la disinfezione, ed è fondamentale seguirle alla lettera.

La pulizia dell'ambiente è altrettanto fondamentale. Pavimenti, superfici e biancheria devono essere puliti regolarmente con disinfettanti appropriati. I protocolli di pulizia devono essere rigorosamente seguiti, soprattutto nelle aree ad alto rischio come i reparti di isolamento o le unità di terapia intensiva.

Infine, l'istruzione e la formazione continua sono essenziali. Gli agenti patogeni si evolvono, così come le nostre conoscenze e tecnologie. Gli infermieri devono essere informati sugli ultimi progressi, sui nuovi ceppi batterici o virali e sulle migliori pratiche per combatterli.

Nella medicina per acuti, l'urgenza e la complessità delle situazioni possono talvolta dare l'impressione che l'igiene sia secondaria. Eppure è al centro della pratica. Una buona igiene non è solo una questione di pulizia; è una questione di sicurezza, di qualità dell'assistenza e, in definitiva, di rispetto per il paziente. Nell'incessante balletto che è la medicina acuta, l'igiene è la coreografia silenziosa ma essenziale che assicura la grazia e l'efficienza di ogni movimento.

Prevenzione delle infezioni nosocomiali

Le infezioni nosocomiali, note anche come infezioni associate all'assistenza sanitaria, rappresentano una sfida importante per il mondo medico. Contratte durante la permanenza in una struttura sanitaria, possono avere gravi conseguenze per i pazienti, che vanno da un recupero ritardato a complicazioni gravi e persino fatali. Nell'ambiente frenetico della medicina acuta, dove i pazienti sono particolarmente vulnerabili e le interazioni sono frequenti, la prevenzione di queste infezioni è fondamentale.

La sorveglianza attiva è il primo passo. La creazione di un sistema di sorveglianza delle infezioni in ogni struttura significa che qualsiasi aumento insolito di infezioni può essere rilevato rapidamente, le fonti identificate e le misure correttive attuate.

Il lavaggio delle mani è, ancora una volta, la prima linea di difesa. L'uso di acqua e sapone o di una soluzione idroalcolica nei momenti chiave, come prima e dopo qualsiasi contatto con un paziente, è un modo semplice ma efficace per ridurre il rischio.

La **gestione dei cateteri e di altri dispositivi invasivi** è essenziale. L'inserimento, la manutenzione e la rimozione di questi dispositivi devono seguire protocolli rigorosi per ridurre al minimo il rischio di infezione. Ogni giorno, deve essere effettuata una valutazione per determinare se questi dispositivi sono ancora necessari, poiché la loro presenza prolungata aumenta il rischio di infezione.

Anche gli **isolatori e le precauzioni di isolamento** sono fondamentali. Quando si sa o si sospetta che un paziente sia portatore di un agente infettivo trasmissibile, è necessario adottare misure di isolamento per evitare la diffusione dell'infezione ad altri pazienti, visitatori o personale sanitario.

La profilassi antimicrobica, se usata con giudizio, può prevenire efficacemente alcune infezioni. Tuttavia, il suo utilizzo deve basarsi su prove scientifiche solide, per evitare un uso eccessivo e la resistenza agli antibiotici.

Anche la **manutenzione dei locali** è fondamentale. I servizi di pulizia devono seguire protocolli rigorosi per garantire la disinfezione delle stanze, soprattutto dopo la partenza di un paziente e prima dell'arrivo di un altro.

La formazione del personale è una componente essenziale. Tutti gli operatori sanitari, siano essi infermieri, medici o addetti alle pulizie, devono essere regolarmente formati e informati sulle migliori pratiche di prevenzione delle infezioni.

Anche il **coinvolgimento dei pazienti e delle loro famiglie** può svolgere un ruolo. Informarli sulle misure igieniche di base, come il lavaggio delle mani, e incoraggiarli a ricordarlo al personale, rafforza la cultura della prevenzione.

Infine, è essenziale una **cultura organizzativa** incentrata sulla sicurezza del paziente. Incoraggiare la segnalazione degli incidenti, senza timore di rimproveri, e adottare un approccio di miglioramento continuo sono essenziali per ridurre le infezioni nosocomiali.

La prevenzione delle infezioni nosocomiali è una responsabilità condivisa da tutti i soggetti coinvolti nella catena sanitaria. È un impegno quotidiano, in cui ogni gesto conta, e richiede una vigilanza costante. In questa battaglia, l'anticipazione, la formazione e il rigore sono i nostri migliori alleati.

Importanza della vaccinazione per il personale

La vaccinazione del personale sanitario è una questione importante per la salute pubblica e la sicurezza dei pazienti. Gli operatori sanitari sono in prima linea quando si tratta di malattie infettive e sono quindi più esposti al rischio di contaminazione. Inoltre, sono in costante contatto con pazienti spesso vulnerabili, il che li pone al centro di una potenziale dinamica di trasmissione. La vaccinazione del personale non riguarda solo la protezione individuale, ma fa parte di una strategia collettiva di difesa dalle epidemie.

- **Protezione personale:** gli operatori sanitari sono esposti a una serie di agenti patogeni. Vaccinarsi riduce il rischio di contrarre malattie prevenibili da vaccino, garantendo così la propria salute e la possibilità di continuare a lavorare in modo efficace.

- **Riduzione della trasmissione:** un operatore sanitario vaccinato ha meno probabilità di trasmettere una malattia ai suoi pazienti, ai suoi colleghi o alla sua stessa famiglia. Questo è particolarmente importante per i pazienti a rischio, come i neonati, gli anziani o le persone immunocompromesse, che possono sviluppare forme gravi di alcune malattie.

- **Prevenire le epidemie:** in un ambiente ospedaliero, la densità della popolazione e la vicinanza ai pazienti favoriscono la rapida diffusione delle infezioni. Garantire un'elevata copertura vaccinale tra il personale riduce il rischio di epidemie all'interno della struttura.

- **Modello di ruolo:** gli operatori sanitari svolgono un ruolo esemplare nella società. Quando si vaccinano, inviano un messaggio forte al pubblico sull'importanza e la sicurezza della vaccinazione. Il loro sostegno ai programmi di vaccinazione rafforza la fiducia del pubblico.

- **Risparmi per il sistema sanitario:** le malattie prevenibili con il vaccino possono causare assenze dal lavoro, ricoveri prolungati e complicazioni, tutti fattori che generano costi aggiuntivi per il sistema sanitario. Vaccinando gli operatori sanitari, questi costi possono essere evitati.

- **Obbligo etico:** al di là degli argomenti pragmatici, esiste una dimensione etica nella vaccinazione del personale sanitario. Il giuramento di Ippocrate afferma: "Primo, non nuocere". Vaccinandosi, gli operatori sanitari mettono in pratica questo principio, assicurandosi di non essere un vettore di malattie per i loro pazienti.

- **Protezione contro i nuovi rischi:** la medicina e gli agenti patogeni sono in continua evoluzione. Con l'emergere di nuove malattie e la ricomparsa di quelle vecchie, è fondamentale che il personale sanitario sia protetto e aggiornato sulle raccomandazioni di vaccinazione.

La vaccinazione del personale sanitario è un'iniziativa sia individuale che collettiva, essenziale per garantire la sicurezza dei pazienti, la tranquillità dei professionisti e la solidità del sistema sanitario. In un mondo in cui le minacce infettive sono in continua evoluzione, la vaccinazione rimane uno dei nostri strumenti più efficaci e affidabili.

Capitolo 12

IL RUOLO
DEL MEDICO
INFERMIERE
IN
MEDICINA ACUTA

Formazione e qualifiche
infermiere professionista

Gli infermieri, talvolta chiamati "infermieri clinici specializzati" o "infermieri specializzati" a seconda del Paese, sono professionisti sanitari con una formazione avanzata e un'ampia competenza clinica. Sono in grado di fare diagnosi, prescrivere trattamenti, avviare esami supplementari e svolgere un ruolo attivo nella gestione complessiva dei pazienti, spesso in stretta collaborazione con i medici e gli altri operatori sanitari. Il percorso di formazione e qualificazione dell'infermiere professionista è impegnativo e adattato a queste ampie responsabilità.

- **Formazione infermieristica iniziale:** il primo passo per diventare infermiere professionista è conseguire una laurea in infermieristica. Di solito, ciò avviene nell'ambito di un programma universitario di tre o quattro anni, che porta a una laurea o a un diploma di laurea in infermieristica.
- **Esperienza clinica:** prima di potersi iscrivere a un programma di formazione per infermieri, spesso viene richiesto di avere diversi anni di esperienza clinica come infermiere. Questa esperienza fornisce competenze pratiche e una comprensione approfondita dell'assistenza al paziente.
- **Formazione avanzata: la** formazione di infermiere professionista è generalmente di livello Master o equivalente. In genere dura due anni, anche se la durata può variare a seconda del Paese e della specialità. Questa formazione comprende corsi teorici avanzati, lavoro di ricerca e formazione clinica intensiva sotto supervisione.
- **Specializzazione:** a seconda del Paese e dell'istituto, è possibile specializzarsi in aree come la pediatria, la geriatria, la psichiatria, le cure acute, la salute della donna, ecc. Queste specializzazioni richiedono

spesso una formazione supplementare e tirocini clinici specifici.

- **Certificazione:** dopo aver completato la formazione, gli infermieri professionisti sono spesso tenuti a superare un esame di certificazione per dimostrare le loro competenze. La certificazione è spesso riconosciuta da organismi nazionali o regionali e può richiedere un rinnovo periodico, spesso combinato con la formazione continua.

- **Mantenere le competenze:** la medicina è in costante evoluzione. Gli infermieri sono quindi tenuti a seguire regolarmente corsi di formazione continua per mantenere le loro competenze aggiornate e soddisfare i requisiti di ri-certificazione.

- **Legislazione e quadro normativo:** i ruoli e le responsabilità degli infermieri possono variare notevolmente tra i Paesi e le regioni. È essenziale essere informati e rispettare il quadro normativo in vigore.

La formazione e le qualifiche dei medici infermieri sono pensate per garantire un'assistenza ottimale al paziente. Questi professionisti aggiungono valore all'équipe medica, soprattutto in contesti in cui l'accesso ai medici è limitato o in specialità specifiche. Sono un anello essenziale del sistema sanitario, che combina competenze cliniche, capacità decisionale e vicinanza ai pazienti.

Ambito delle competenze e pratica

L'infermiere professionista (NP) è un professionista chiave nell'assistenza medica, che funge da ponte tra gli infermieri tradizionali e i medici. Il loro ambito di competenze e di pratica è vasto, adattato alle esigenze complesse dei sistemi sanitari moderni. In quanto medici altamente qualificati, i NP hanno l'esperienza per agire sia in modo indipendente che in collaborazione con altri specialisti.

- **Valutazione clinica avanzata:** gli IP sono formati per eseguire valutazioni cliniche complete, tra cui l'anamnesi, l'esame fisico, l'interpretazione dei sintomi e la valutazione delle esigenze psicosociali del paziente.
- **Diagnosi:** in molti Paesi, gli IP hanno il diritto di fare diagnosi, di identificare malattie, disturbi o patologie sulla base dei sintomi presentati dal paziente.
- **Prescrizione: a seconda delle** normative locali, il PI può avere il diritto di prescrivere farmaci, trattamenti o terapie, nonché di ordinare esami diagnostici come esami del sangue, radiografie o ecografie.
- **Procedure mediche:** alcuni IP sono formati per eseguire procedure mediche specifiche, come suture, biopsie, intubazioni o inserimento di cateteri.
- **Riferimento e collaborazione:** L'IP è spesso un punto centrale di collegamento tra il paziente e gli altri specialisti. Può indirizzare i pazienti ad altri professionisti per l'assistenza specialistica, garantendo al contempo un'assistenza di follow-up coerente.
- **Educazione e promozione della salute:** oltre a fornire assistenza diretta, gli IP svolgono un ruolo cruciale nell'educare i pazienti, aiutandoli a comprendere la loro condizione e i trattamenti offerti, e incoraggiandoli ad adottare comportamenti sani.
- **Ricerca e valutazione:** molti PI sono coinvolti nella ricerca clinica, aiutando a migliorare la pratica medica e a valutare nuovi interventi.
- **Gestione e leadership:** all'interno delle strutture sanitarie, i PI possono occupare posizioni dirigenziali, supervisionando team, partecipando alla pianificazione strategica o implementando le politiche sanitarie.

- **Specializzazioni:** come i medici, gli IP possono specializzarsi in campi specifici, come la cardiologia, la pediatria, la psichiatria o la geriatria, solo per citarne alcuni.
- **Consulenza e tutoraggio:** con la loro esperienza e competenza, i medici di famiglia spesso fungono da tutor per gli infermieri più giovani o altri professionisti sanitari, guidando il loro sviluppo professionale.

Gli infermieri occupano un posto di rilievo nello spettro dell'assistenza medica, fornendo competenze avanzate e mantenendo un approccio incentrato sul paziente. La costante evoluzione del settore medico rende il loro ruolo ancora più cruciale, in quanto possono adattarsi rapidamente alle mutevoli esigenze dei pazienti e dei sistemi sanitari.

Lavorare con i medici e altri specialisti

Nel cuore dei team medici multidisciplinari, l'infermiere professionista (NP) lavora a stretto contatto con medici, chirurghi, farmacisti, terapisti, assistenti sociali e altri specialisti. L'obiettivo di questa collaborazione è garantire che i pazienti ricevano un'assistenza ottimale e olistica, sfruttando le competenze complementari di ciascun professionista.

- **Comunicazione efficace:** una delle chiavi del successo della collaborazione è la capacità di comunicare in modo chiaro ed efficace. Ciò comporta la condivisione di informazioni rilevanti sulla condizione del paziente, la discussione di possibili diagnosi e opzioni di trattamento e la garanzia che il paziente sia al centro di tutte le decisioni.
- **Comprendere i ruoli:** ogni membro del team ha un insieme unico di competenze e responsabilità.

Comprendere i limiti e le aree di competenza di ciascuno significa che i pazienti possono essere indirizzati allo specialista giusto al momento giusto.

- **Consultazione regolare:** le riunioni d'équipe, i giri clinici e le conferenze sui casi sono occasioni ideali per discutere di casi complessi, scambiare opinioni ed elaborare piani di cura coordinati.

- **Rispetto reciproco:** il riconoscimento del valore di ciascun professionista favorisce un'atmosfera di rispetto reciproco, che è essenziale per una collaborazione armoniosa. Tutti devono sentirsi apprezzati e ascoltati.

- **Formazione interprofessionale:** sempre più istituzioni sanitarie promuovono la formazione interprofessionale, dove diversi specialisti imparano fianco a fianco, rafforzando la collaborazione fin dall'inizio della loro carriera.

- **Tecnologia e cartelle cliniche condivise:** L'uso di cartelle cliniche elettroniche condivise facilita la collaborazione, consentendo a tutti i professionisti coinvolti di accedere alle informazioni necessarie in tempo reale.

- **Coordinamento dell'assistenza:** con il suo approccio globale, il medico infermiere può svolgere un ruolo di coordinamento, garantendo la continuità dell'assistenza e assicurandosi che il paziente riceva gli interventi necessari da tutti gli specialisti.

- **Riflessione etica:** la collaborazione può comportare anche discussioni etiche, in particolare quando si tratta di prendere decisioni difficili sul trattamento o sulle cure di fine vita.

- **Sviluppo professionale continuo:** gli IP, come gli altri professionisti della sanità, devono tenersi aggiornati sui progressi della medicina. Partecipare a corsi di formazione congiunti o a conferenze con altri specialisti arricchisce la prospettiva di tutti.

- **Sostegno reciproco:** il settore medico può essere stressante. Avere un team affiatato, in cui ogni membro sostiene gli altri, è essenziale per il benessere dei professionisti e la qualità dell'assistenza offerta.

La collaborazione tra il medico infermiere e altri specialisti è una pietra miliare dell'assistenza sanitaria moderna. Garantisce che i pazienti beneficino di un'esperienza collettiva, fornendo un'assistenza completa su misura per le loro esigenze. In questo ambiente collaborativo, ogni professionista apporta il proprio contributo e insieme lavorano per il benessere ottimale del paziente.

Capitolo 13

PREVENZIONE ED EDUCAZIONE DI PAZIENTI

Educare le persone sui fattori di rischio

Una delle missioni fondamentali degli operatori sanitari, in particolare degli infermieri, è quella di educare i pazienti, le loro famiglie e la comunità sui fattori di rischio associati a varie condizioni mediche. Questa educazione proattiva può prevenire molte complicazioni e promuovere uno stile di vita sano.

- **Definizione e importanza:** un fattore di rischio è qualsiasi caratteristica o esposizione di un individuo che aumenta la probabilità di sviluppare una malattia o un infortunio. La comprensione di questi fattori consente di mettere in atto strategie preventive.
- **Fattori di rischio modificabili e non modificabili:** mentre alcuni fattori, come l'età o la genetica, non possono essere modificati, altri, come lo stile di vita o l'ambiente, possono essere regolati per ridurre il rischio.
- **Valutazione del rischio:** gli infermieri devono sapere come valutare i rischi specifici di ciascun paziente, in base alla sua storia, al suo stile di vita e alla sua genetica.
- Strategie educative:
    - **Dialogo aperto:** impegnarsi in conversazioni oneste con i pazienti, ascoltando le loro preoccupazioni e fornendo informazioni concrete.
    - **Materiale educativo:** fornire opuscoli, video o altre risorse per aiutare i pazienti a comprendere i loro rischi.
    - **Workshop e seminari:** organizzare sessioni educative su temi specifici, come la dieta, l'esercizio fisico o la gestione dello stress.
- Fattori di rischio comuni e loro gestione:
    - **Fumo:** informare le persone sui pericoli del fumo e fornire risorse per smettere di fumare.

- **Dieta squilibrata:** promuova una dieta equilibrata ricca di frutta, verdura, cereali integrali e proteine magre.
- **Stile di vita sedentario:** incoraggiare un'attività fisica regolare adatta all'età e alle condizioni fisiche del paziente.
- **Consumo eccessivo di alcol:** discutere i limiti raccomandati e i pericoli del consumo eccessivo di alcol.
- **Stress:** offrire tecniche di gestione dello stress come la meditazione o il rilassamento.
- **Sensibilizzazione alla prevenzione:** un promemoria dell'importanza dei controlli medici regolari, degli screening e delle vaccinazioni per prevenire le malattie.
- **Collaborazione con altri professionisti:** lavorare con dietologi, fisioterapisti, psicologi e altri specialisti per fornire un'assistenza completa.
- **Follow-up e rivalutazione:** poiché i fattori di rischio e gli stili di vita possono cambiare nel tempo, è essenziale rivedere questi fattori con il paziente su base regolare.
- **Coinvolgimento della comunità:** partecipare a eventi o iniziative di salute pubblica per sensibilizzare la comunità sui fattori di rischio comuni e sulla loro gestione.

Educare le persone sui fattori di rischio è un investimento sul loro futuro benessere. Fornendo informazioni accurate e offrendo risorse e supporto, gli infermieri possono dare un contributo significativo alla prevenzione delle malattie e alla promozione di uno stile di vita sano.

Incoraggiare un comportamento sano

Promuovere un comportamento sano è una pietra miliare della prevenzione in medicina. Mentre la medicina acuta si concentra spesso sul trattamento di condizioni urgenti, incoraggiare comportamenti sani può evitare che queste emergenze si verifichino in primo luogo. Gli infermieri, in quanto intermediari di fiducia tra il sistema sanitario e i pazienti, svolgono un ruolo essenziale in questo senso.

- Comprendere il paziente:
    - **Ascolto attivo:** prendersi il tempo per ascoltare le preoccupazioni, le esigenze e gli ostacoli del paziente.
    - **Valutazione delle abitudini attuali:** identificare il punto in cui il paziente si trova nel suo percorso di salute, comprese le abitudini alimentari, i livelli di attività fisica, i comportamenti di uso di sostanze, ecc.
- Educazione e sensibilizzazione:
    - **Informazioni:** fornire informazioni concrete e aggiornate sui benefici dei comportamenti sani.
    - **Miti e disinformazione:** demistificare le idee sbagliate comuni e fornire informazioni basate sulle prove.
- Strategie motivazionali:
    - **Colloquio motivazionale:** utilizzare questa tecnica per aiutare i pazienti a riconoscere e superare la loro resistenza al cambiamento.
    - **Definire gli obiettivi:** aiutare i pazienti a definire obiettivi realistici e misurabili per i loro comportamenti salutari.
- Promuovere una dieta equilibrata:
    - **Conoscenza dei gruppi alimentari:** incoraggiare una dieta varia.

- **Leggere le etichette:** educare le persone sull'importanza di comprendere le informazioni nutrizionali.
- **Cucinare a casa:** promuovere i benefici della preparazione dei pasti a casa e fornire ricette salutari, ove possibile.
- Incoraggiare l'esercizio fisico:
  - **Benefici dell'attività fisica:** ricordare alle persone i benefici per il corpo e la mente.
  - **Trovare un'attività adatta:** aiutare i pazienti a trovare un'attività adatta a loro, che si tratti di camminare, ballare, fare yoga, ecc.
- Gestione dello stress:
  - **Riconoscere i fattori scatenanti:** aiutare i pazienti a identificare ciò che causa stress nella loro vita.
  - **Tecniche di rilassamento:** introdurre metodi come la meditazione, la respirazione profonda e la visualizzazione.
- Evitare le sostanze nocive:
  - **Fumo:** fornire risorse per aiutare le persone a smettere di fumare.
  - **Consumo di alcol:** discutere i limiti di sicurezza e i rischi associati al consumo eccessivo.
- Promuovere un sonno riposante:
  - **Igiene del sonno:** consigli sull'importanza di una routine del sonno regolare e di un ambiente favorevole al riposo.
- Reti di supporto:
  - **Gruppi di sostegno:** indirizzare i pazienti a gruppi di sostegno locali o online.
  - **Famiglia e amici:** incoraggiare i pazienti a condividere i loro obiettivi con la famiglia e gli amici per avere un sostegno.

- Follow-up:
    - Pianifica incontri di follow-up per discutere i progressi, superare gli ostacoli e riadattare gli obiettivi, se necessario.

Incoraggiare i comportamenti salutari non significa solo dare informazioni, ma costruire un rapporto di fiducia con il paziente, capire le sue esigenze specifiche e fornirgli gli strumenti e il sostegno di cui ha bisogno per avere successo. Adottando questo approccio olistico, gli infermieri possono fare la differenza nella vita dei loro pazienti.

Supporto alla transizione verso l'assistenza domiciliare

Il passaggio dall'ospedale all'assistenza domiciliare è un momento cruciale per i pazienti e le loro famiglie. Può essere un momento stressante, pieno di incertezza, ma anche di speranza nella prospettiva di un ritorno alla normalità. Gli infermieri svolgono un ruolo centrale nel garantire che questa transizione avvenga nel modo più fluido e sicuro possibile.

- Valutazione della situazione a casa:
    - **Visita preliminare:** un infermiere o un altro professionista sanitario può effettuare una visita a domicilio per valutare l'ambiente e determinare le modifiche necessarie.
    - **Identificazione delle esigenze:** riconoscimento di esigenze mediche specifiche, come la necessità di attrezzature o farmaci adatti.
- Formazione per i pazienti e i loro accompagnatori:
    - **Competenze di base:** formare i pazienti e gli assistenti in competenze essenziali come la

somministrazione di farmaci, il monitoraggio dei segni vitali e l'assistenza di base.

- **Rispondere alle emergenze:** fornire linee guida chiare su cosa fare in caso di emergenza.

- Coordinamento con i fornitori di assistenza domiciliare:

  - **Stabilire i contatti:** mettere i pazienti in contatto con infermieri domiciliari, fisioterapisti o altri specialisti, come richiesto.

  - **Comunicazione fluida:** garantire una transizione fluida comunicando chiaramente con i fornitori di assistenza domiciliare le condizioni e le esigenze del paziente.

- Pianificazione della gita:

  - **Lista di controllo:** fornire un elenco dettagliato dei passi da compiere al momento della dimissione dall'ospedale.

  - **Appuntamenti di follow-up** : fissare gli appuntamenti necessari per il follow-up medico.

- Supporto emotivo:

  - **Supporto:** riconoscere i sentimenti di paura, ansia e incertezza che i pazienti possono provare durante la transizione.

  - **Guida:** offrire risorse come gruppi di sostegno o terapia per aiutare a gestire queste emozioni.

- Monitoraggio post-transizione:

  - **Chiamate di follow-up:** organizzare telefonate regolari per assicurarsi che tutto vada bene a casa.

  - **Visite regolari:** pianificare visite a domicilio per valutare la situazione e modificare il piano di assistenza, se necessario.

- Gestione dei farmaci:
  - **Lista aggiornata: si** assicuri che il paziente abbia una lista aggiornata di tutti i suoi farmaci, con i dosaggi e gli orari appropriati.
  - **Organizzazione:** consigliare l'uso di portapillole o applicazioni per monitorare l'assunzione di farmaci.
- Valutazione dei progressi:
  - **Diario della salute:** incoraggiare i pazienti a tenere un diario della salute giornaliero per monitorare i progressi e identificare eventuali problemi.
  - **Riabilitazione:** se necessario, organizzare sessioni di riabilitazione per aiutare il recupero fisico e mentale.
- Risorse e supporto della comunità:
  - **Servizi locali:** informare i pazienti sulle risorse disponibili nella loro comunità, come i servizi di consegna dei farmaci o i programmi di sostegno ai pazienti.
- Prevenire le riammissioni:
  - **Educazione:** fornire informazioni sulla prevenzione delle complicanze comuni associate alla sua condizione.
  - **Segnali di avvertimento:** li istruisca sui segnali da osservare che potrebbero indicare un deterioramento delle loro condizioni.

Il passaggio all'assistenza domiciliare è un viaggio che richiede un supporto attento e premuroso. Attraverso una pianificazione meticolosa, una formazione adeguata e un supporto continuo, gli infermieri possono garantire che i loro pazienti continuino a ricevere un'assistenza di qualità, anche al di fuori dell'ambiente ospedaliero.

Capitolo 14

RIABILITAZIONE E CURE DI FOLLOW-UP

Pianificazione della gita
e il coordinamento delle cure

La dimissione dall'ospedale è spesso un momento di sollievo misto ad ansia per i pazienti. La prospettiva di tornare nel comfort della propria casa è allettante, ma è anche accompagnata dall'incertezza sulla continuità dell'assistenza. Gli infermieri, con il loro ruolo centrale, si trovano nella posizione ideale per garantire una transizione fluida, sicura e rassicurante per i pazienti.

- Valutazione preliminare per lo scarico :
    - **Stato di salute del paziente:** il paziente è stabile e in grado di lasciare l'ospedale?
    - **Capacità di autocura:** il paziente è in grado di badare a se stesso o avrà bisogno di assistenza?
- Coordinamento con il team medico:
    - **Riunione multidisciplinare:** riunisce medici, infermieri, assistenti sociali e fisioterapisti per elaborare un piano di dimissione adeguato.
    - **Farmaci e prescrizioni: si** assicuri che il paziente disponga di tutte le prescrizioni necessarie e comprenda come utilizzarle.
- Educazione del paziente e della famiglia:
    - **Istruzioni post ricovero:** spiegare chiaramente l'assistenza da seguire, i segnali di allarme e la frequenza degli appuntamenti medici.
    - **Tecniche e competenze:** insegnare ai pazienti e ai loro familiari le competenze necessarie, come cambiare le medicazioni o somministrare i farmaci.
- Organizzazione dell'assistenza domiciliare :
    - **Servizi a domicilio:** se necessario, organizzare servizi di assistenza infermieristica, fisioterapica o assistenziale a domicilio.

- **Apparecchiature mediche:** organizzare la consegna di qualsiasi apparecchiatura necessaria, come letti medici, sedie a rotelle o dispositivi per l'ossigenoterapia.
- Appuntamento di follow-up :
  - **Consultazioni mediche:** fissare appuntamenti con specialisti, medici di base o altri professionisti della salute.
  - **Test ed esami:** Organizzare eventuali esami supplementari o follow-up necessari.
- Coordinamento con i servizi sociali :
  - **Assistenza domiciliare:** se necessario, fornire aiuto nei lavori domestici, nella spesa o nella cucina.
  - **Programmi di riabilitazione:** guidare i pazienti verso programmi adatti alla loro situazione, sia fisica che psicologica o sociale.
- Documenti di uscita :
  - **Riassunto medico:** fornisca un resoconto dettagliato del ricovero, del trattamento ricevuto e delle raccomandazioni per il futuro.
  - **Dettagli di contatto:** fornisca un elenco di numeri utili in caso di domande o emergenze.
- Follow-up post-ospedaliero :
  - **Telefonate: si** informi regolarmente per assicurarsi che tutto vada bene.
  - **Rivalutazione:** se necessario, rivedere e modificare il piano di cura iniziale in base ai progressi del paziente.

La pianificazione della dimissione e il coordinamento dell'assistenza sono essenziali per garantire la sicurezza del paziente e promuovere il recupero. Utilizzando un approccio olistico e incentrato sul paziente, gli infermieri possono garantire che i pazienti ricevano un'assistenza adeguata e continuino il loro recupero nelle migliori condizioni possibili.

Lavoro di squadra con i terapeuti e gli assistenti sociali

Nel mondo dinamico e spesso imprevedibile della medicina per acuti, gli infermieri non lavorano da soli. Lavorano al centro di un team multidisciplinare composto da medici, terapisti e assistenti sociali, ognuno dei quali contribuisce a garantire che i pazienti ricevano un'assistenza completa e personalizzata. Questa collaborazione interprofessionale non solo è essenziale per soddisfare le esigenze complesse dei pazienti, ma arricchisce anche le pratiche e la visione di ciascun professionista.

- Riconoscere i ruoli e le competenze:
  - **Terapisti:** Possono essere specializzati in vari settori, come la fisioterapia, la terapia occupazionale o la terapia respiratoria. La loro esperienza è fondamentale per aiutare i pazienti a recuperare la mobilità e l'indipendenza o a gestire i problemi respiratori.
  - **Assistenti sociali:** il loro compito è quello di sostenere i pazienti e le loro famiglie nell'affrontare le sfide sociali, emotive ed economiche associate alla malattia o al ricovero.
- Comunicazione e riunioni di squadra :
  - **Scambi regolari:** sono occasioni per condividere le osservazioni, le preoccupazioni e gli obiettivi terapeutici di ciascun paziente.
  - **Pianificazione dell'assistenza:** una stretta collaborazione assicura che vengano presi in considerazione tutti gli aspetti del benessere del paziente, sia in termini di salute fisica, mentale o sociale.
- Coordinamento delle operazioni :
  - **Organizzare le terapie: Gli** infermieri devono spesso pianificare l'assistenza intorno alle

sessioni di terapia, per evitare interferenze e massimizzare l'efficacia degli interventi.

- **Supporto emotivo e sociale:** lavorando a stretto contatto con gli assistenti sociali, l'infermiere può assicurarsi che vengano affrontate le esigenze emotive e sociali del paziente, sia che si tratti di supporto psicologico, di assistenza domiciliare o di procedure amministrative.

- Formazione e istruzione continua :
  - **Workshop interdisciplinari: si** tratta di opportunità per condividere idee e approfondire la comprensione reciproca dei ruoli e delle responsabilità, incoraggiando lo scambio di competenze.
  - **Casi clinici:** discutere insieme di casi complessi offre l'opportunità di imparare gli uni dagli altri e di affinare le strategie di gestione.

- Benefici per il paziente:
  - **Assistenza olistica:** grazie a questa collaborazione, i pazienti beneficiano di un'assistenza che comprende tutte le loro esigenze.
  - **Transizione agevole: Il** coordinamento tra i vari professionisti facilita la transizione tra l'ospedale e il domicilio, garantendo la continuità dell'assistenza.

- Sfide e soluzioni:
  - **Differenze culturali professionali:** ogni professione ha la propria cultura, il proprio gergo e le proprie prospettive. È quindi fondamentale promuovere la comprensione e il rispetto reciproci.
  - **Formazione interprofessionale:** incoraggiare la formazione a partire dall'istruzione superiore familiarizza ogni

professionista con le altre discipline e rafforza la collaborazione fin dall'inizio della carriera.

Il lavoro di squadra tra infermieri, terapisti e assistenti sociali è una sinergia preziosa. Insieme, possono fornire ai pazienti un'assistenza completa che risponde alle loro esigenze mediche, fisiche, emotive e sociali.

Monitoraggio e prevenzione a domicilio riospedalizzazione

Il passaggio dall'ospedale all'assistenza domiciliare è un momento delicato e cruciale nel percorso di cura del paziente. Gli infermieri svolgono un ruolo fondamentale nel garantire che questa transizione avvenga senza problemi e che le esigenze del paziente continuino ad essere soddisfatte. Inoltre, una transizione riuscita può evitare le riospedalizzazioni, che spesso sono penose per il paziente e costose per il sistema sanitario.

- Valutazione pre-dimissione :
  - **Stato di salute del paziente:** Prima di essere dimesso a casa, il paziente deve essere valutato accuratamente per assicurarsi che il suo stato di salute sia stabile e che sia in grado di ricevere le cure necessarie a casa.
  - **Ambiente domestico:** una valutazione dell'ambiente del paziente, compresi i rischi potenziali e le risorse disponibili, è essenziale. Il terapista occupazionale, ad esempio, può contribuire a questa valutazione.
- Pianificare la gita:
  - **Educazione del paziente e della famiglia:** gli infermieri si assicurano che i pazienti e le loro famiglie siano consapevoli dei segnali a cui

prestare attenzione, dei farmaci da assumere e dei prossimi appuntamenti.

- **Coordinamento con gli operatori sanitari a domicilio:** prima della dimissione, l'infermiere contatta gli infermieri domiciliari, i medici di base o qualsiasi altro professionista che lavorerà a casa del paziente.

- Follow-up a domicilio :

  - **Visite regolari: le** visite infermieristiche a domicilio servono a monitorare lo stato di salute del paziente, a somministrare i trattamenti e a valutare la necessità di modifiche.

  - **Telemedicina: sempre più** utilizzata, la telemedicina consente di monitorare i pazienti a distanza, di regolare i trattamenti e di rispondere rapidamente a qualsiasi problema.

- Prevenzione delle complicazioni :

  - **Formazione all'autogestione:** l'infermiere addestra il paziente a riconoscere i segni di un peggioramento della condizione e a intraprendere le azioni appropriate.

  - **Gestione dei farmaci:** Assicurare un'adeguata compliance al trattamento è essenziale per evitare complicazioni.

- Reintegrazione sociale :

  - **Ritorno alla vita quotidiana:** l'infermiere incoraggia e sostiene il paziente nella ripresa delle sue attività quotidiane, siano esse di svago, professionali o sociali.

  - **Supporto psicologico: il** ricovero in ospedale può essere traumatico e il supporto psicologico a casa è spesso utile.

- Comunicazione con il team ospedaliero:

  - **Condividere le informazioni:** L'infermiere dell'assistenza domiciliare e l'infermiere dell'ospedale si scambiano regolarmente informazioni sui progressi del paziente, sulle modifiche del trattamento o sulle potenziali complicazioni.

- **Ritorno in ospedale: in** caso di complicazioni gravi, l'infermiera dell'assistenza domiciliare si coordina con l'ospedale per organizzare un ritorno in ospedale rapido ed efficace.

Il follow-up a domicilio è una fase essenziale della cura complessiva del paziente. Una transizione ben preparata, un coordinamento efficace con gli operatori sanitari a casa e un supporto continuo possono prevenire le complicazioni e garantire la migliore qualità di vita possibile per il paziente.

Capitolo 15

CAPACITÀ
DI GESTIONE
DELLE CRISI

Principi di base della gestione delle crisi

La gestione delle crisi è una parte essenziale del ruolo infermieristico, soprattutto nella medicina acuta, dove le situazioni possono evolvere in modo rapido e imprevedibile. Approcciare una crisi con abilità, fiducia ed empatia può fare la differenza tra un risultato positivo e conseguenze tragiche. I principi fondamentali della gestione delle crisi possono aiutare a navigare in queste situazioni con discernimento.

- Anticipazione e preparazione :
  - **Formazione continua:** la formazione regolare e l'aggiornamento della conoscenza dei protocolli di emergenza e delle migliori prassi sono fondamentali.
  - **Pianificazione delle crisi:** disporre di protocolli chiari per varie situazioni di crisi, dallo scompenso cardiaco alla gestione dei problemi comportamentali.
- Valutazione rapida e accurata:
  - **Riconoscere i segnali:** individuare rapidamente i segnali o i sintomi di allarme di una situazione di crisi.
  - **Valutare le esigenze:** identificare rapidamente le necessità del paziente e le risorse necessarie per soddisfarle.
- Comunicazione efficace :
  - **Chiaro e conciso:** in una situazione di crisi, ogni secondo conta. Le informazioni devono essere trasmesse in modo chiaro e rapido.
  - **Ascolto attivo:** ascoltare attentamente il paziente, la sua famiglia e l'équipe medica per comprendere la situazione nel suo complesso.

- Intervento adattato :
  - **Agire rapidamente:** Prendere decisioni informate e agire rapidamente per stabilizzare il paziente o la situazione.
  - **Mantenere la calma: la** calma dell'infermiere può rassicurare il paziente e l'équipe, anche nei momenti di maggiore tensione.
- Supporto emotivo :
  - **Empatia:** riconoscere e convalidare i sentimenti dei pazienti e delle loro famiglie.
  - **Rassicurazione:** rassicurare il paziente sulle misure adottate e spiegare chiaramente gli interventi.
- Valutazione post-crisi :
  - **Debrief:** riunire il team per discutere di ciò che è andato bene e delle aree da migliorare.
  - **Supporto emotivo:** riconoscere il potenziale stress post-traumatico nei pazienti, nelle famiglie e nell'équipe medica e fornire un supporto adeguato.
- Miglioramento continuo:
  - **Feedback:** utilizzare l'esperienza della crisi per migliorare i protocolli e la formazione.
  - **Formazione continua: tenersi aggiornati sulle** ultime ricerche e sui metodi di gestione delle crisi, in modo da essere sempre preparati.

La gestione delle crisi si basa su una combinazione di anticipazione, abilità, comunicazione efficace ed empatia. Con la giusta formazione e un approccio incentrato sul paziente, gli infermieri possono gestire efficacemente anche le situazioni più critiche e garantire la sicurezza e il benessere del paziente.

Strategie di de-escalation

Nel mondo dinamico e spesso imprevedibile della medicina acuta, gli infermieri possono trovarsi di fronte a situazioni in cui i pazienti, o talvolta i loro parenti, diventano agitati, ansiosi o aggressivi. In questi momenti, l'abilità dell'infermiere di de-escalare la situazione è fondamentale, non solo per garantire la sicurezza di tutti, ma anche per assicurare che il paziente sia assistito in modo adeguato. Le strategie di de-escalation sono tecniche comprovate che possono aiutare a ridurre la tensione e a prevenire situazioni potenzialmente pericolose.

- Ascolto attivo :
  - **Mettersi al livello del paziente:** guardarlo in faccia, stabilire un contatto visivo e mostrare interesse per ciò che sta dicendo.
  - **Riflessione verbale:** ripetere le preoccupazioni del paziente per dimostrargli che viene ascoltato.
- Comunicazione non verbale :
  - **Postura aperta:** eviti di incrociare le braccia o di mostrare segni di aggressività.
  - **Spazio personale:** rispettare lo spazio del paziente garantendo la sua sicurezza e la sua.
- Mantenga la calma e il controllo:
  - **Regolazione della voce:** parli con una voce calma e rilassante, evitando di gridare o di alzare la voce.
  - **Inspirare:** Faccia dei respiri profondi per rimanere centrato e calmo.

- Convalidare i sentimenti :
  - **Riconoscere le emozioni:** anche se non è d'accordo con le ragioni dell'agitazione, riconosca e convalidi i sentimenti del paziente.

- Stabilisca dei limiti chiari:
    - **Spiegare le aspettative:** Informare il paziente dei comportamenti attesi e delle conseguenze se non li rispetta.
- Scelta e autonomia :
    - **Offrire opzioni: Ove possibile,** dia al paziente un senso di controllo offrendo delle scelte.
- Disimpegno :
    - **Ritiro strategico:** se la situazione non migliora, potrebbe essere necessario abbandonare temporaneamente l'area fino a quando il paziente non si calma.
- Chiama i rinforzi:
    - **Chieda aiuto ad altri membri del team:** se necessario, chieda ad altri membri del personale di aiutarla o consideri di chiamare la sicurezza.
- Formazione e preparazione :
    - **Formazione regolare: si assicuri** di essere aggiornato sulla formazione alla de-escalation e di conoscere i protocolli della struttura.
- Post-incidente :
- **Debriefing:** discutere l'incidente con il team per identificare le lezioni da imparare.
- **Sostegno:** cerchi un sostegno emotivo se ne ha bisogno, sia da parte di colleghi, supervisori o professionisti.

La chiave del successo della de-escalation sta nell'anticipazione, nella comunicazione efficace e nella compassione. Adottando un approccio incentrato sul paziente e utilizzando queste strategie, gli infermieri possono gestire con successo le situazioni di tensione, garantendo la sicurezza e il benessere di tutte le persone coinvolte.

Affrontare la violenza e l'aggressività

La violenza e l'aggressività nell'assistenza sanitaria, in particolare nella medicina per acuti, sono una preoccupazione crescente. Di fronte al dolore, alla paura o alla confusione, alcuni pazienti possono reagire in modo violento. Questo può anche essere esacerbato da disturbi mentali o abuso di sostanze. Per gli infermieri, la gestione di queste situazioni è essenziale per garantire la loro sicurezza, quella del team e quella del paziente.

- Riconoscimento precoce :
  - **Segni di minaccia:** impari a individuare i primi segni di agitazione, come la mascella serrata, il pugno chiuso o la postura aggressiva.
  - **Fattori scatenanti:** identificare gli elementi che possono esacerbare la situazione, come una stanza affollata o aspettative non soddisfatte.
- Creare un ambiente sicuro:
  - **Disposizione:** organizzi lo spazio in modo che sia facile uscire.
  - **Protocolli di emergenza:** disporre di un sistema di allarme per informare rapidamente i colleghi e la sicurezza di una situazione potenzialmente pericolosa.
- Tecniche di de-escalation :
  - **Approccio non conflittuale:** adotti una posizione aperta, eviti il contatto visivo diretto e usi un tono di voce basso e calmo.
  - **Empatia:** cercare di capire il punto di vista del paziente e mostrare empatia per i suoi sentimenti.
- Mantenere la distanza e le barriere:
  - **Spazio personale:** mantenga una distanza di sicurezza dal paziente agitato.

Barriere: se necessario, utilizzi oggetti come una scrivania o un tavolo come barriera tra lei e il paziente.

Intervento fisico :

Formazione: gli infermieri devono essere addestrati a tecniche di intervento fisico non dannose per contenere un paziente aggressivo come ultima risorsa.

L'importanza del lavoro di squadra: lavorare in coordinamento con altri membri del personale per garantire un intervento sicuro.

Supporto medico :

Consulenza psichiatrica: in alcuni casi, può essere necessaria una valutazione psichiatrica.

Farmaci: la somministrazione di farmaci sedativi può essere presa in considerazione con l'accordo di un medico.

Post-incidente :

Debriefing: è fondamentale rivedere l'incidente con il team per identificare i possibili miglioramenti.

Supporto psicologico: in seguito a un evento traumatico, gli infermieri possono avere bisogno di parlare e di ricevere supporto.

Formazione continua :

Workshop e simulazioni: Partecipi a sessioni di formazione regolari per aggiornarsi sulle migliori pratiche di gestione della violenza.

Prevenzione :

Coinvolgimento del paziente: Stabilire un rapporto di fiducia con i pazienti fin dall'inizio può aiutare a prevenire l'escalation.

Politiche ospedaliere: garantire che le politiche ospedaliere siano chiare, comunicate e attuate.

La chiave per una gestione efficace della violenza e dell'aggressione sta nella preparazione, nella formazione e in un approccio incentrato sul paziente. Comprendendo le esigenze e le preoccupazioni del paziente e dotandosi degli strumenti adeguati, gli infermieri possono affrontare con successo queste situazioni difficili, garantendo la sicurezza e il benessere di tutti.

Capitolo 16

L'IMPORTANZA DELLA DOCUMENTAZIONE

Principi di base della documentazione nella medicina acuta

Nella medicina acuta, dove i secondi possono contare e le situazioni cambiano rapidamente, una documentazione accurata e tempestiva è essenziale. Una documentazione completa non solo assicura una comunicazione efficace tra i membri dell'équipe sanitaria, ma svolge anche un ruolo cruciale nella continuità dell'assistenza, nella responsabilità legale, nella fatturazione e nella ricerca e miglioramento della qualità.

- Accuratezza e precisione:
  - **Dettagli specifici:** registrare informazioni specifiche come i dosaggi dei farmaci, le reazioni del paziente o i dettagli di una procedura.
  - **Evitare le generalità:** invece di "il paziente sta bene", optare per "il paziente è stabile con segni vitali nei limiti della norma".
- Notizie :
  - **Documentazione in tempo reale: per quanto possibile,** documentare durante o immediatamente dopo un evento o un intervento.
  - **Marcatura temporale: si assicuri** che ogni voce sia chiaramente datata e cronometrata.
- Coerenza :
  - **Terminologia standardizzata:** utilizzare termini medici accettati ed evitare abbreviazioni non standardizzate.
  - **Formato costante:** Segua gli standard stabiliti dalla sua istituzione per la formattazione e la struttura.

Completezza :

Quadro completo: la documentazione deve riflettere un quadro olistico del paziente, comprendente l'anamnesi, le valutazioni, gli interventi e i piani.

Evitare le lacune: se qualcosa non è documentato, spesso si presume che non sia accaduto.

Obiettività :

Sia neutrale: registri i fatti così come sono, senza aggiungere la sua opinione o interpretazione.

Citazioni dirette: Se il paziente o un familiare fa una dichiarazione significativa, la documenti tra virgolette.

Riservatezza :

Proteggere le informazioni: Si assicuri che tutte le informazioni documentate siano sicure e accessibili solo a chi ha il diritto di vederle.

Rispettare le leggi e i regolamenti: Rispettare tutte le leggi sulla privacy, come il GDPR in Europa o l'HIPAA negli Stati Uniti.

Revisioni e correzioni :

Non cancellare mai: se è necessaria una correzione, segua le procedure appropriate, di solito tracciando una linea singola attraverso l'errore e aggiungendo la correzione.

Firma ogni voce: si assicuri che ogni voce, correzione o aggiunta sia accompagnata dalla sua sigla o firma.

Comunicazione :

Facilitare il trasferimento dell'assistenza: la sua documentazione deve consentire a qualsiasi professionista sanitario di comprendere rapidamente le condizioni del paziente e l'assistenza ricevuta.

- **Fare riferimento ad altre note:** Se è stata consultata un'altra specialità (ad esempio la cardiologia), ne parli e faccia riferimento alle loro note per una panoramica.
- Utilizzare :
  - **Cartelle cliniche elettroniche:** impari a utilizzare e a padroneggiare i sistemi EMR della sua istituzione per una documentazione rapida ed efficiente.
  - **Formazione continua:** la tecnologia della documentazione e le procedure si evolvono. Si assicuri di essere al passo con le migliori pratiche.

La documentazione in medicina acuta, sebbene impegnativa, è una pietra miliare dell'erogazione delle cure. Assicura che ogni paziente riceva un'assistenza di alta qualità basata sulle informazioni più aggiornate e complete disponibili.

File e tecnologie elettroniche

All'alba della rivoluzione digitale, il mondo medico ha subito una drastica metamorfosi, trasformandosi da un sistema basato su documenti cartacei a un ambiente largamente dominato dalle tecnologie elettroniche. Questa transizione, sebbene a volte complicata, ha migliorato notevolmente la qualità dell'assistenza, la sicurezza del paziente e la collaborazione tra gli operatori sanitari. In questo contesto, le cartelle cliniche elettroniche (EMR) e altre tecnologie correlate stanno giocando un ruolo predominante, soprattutto nella medicina acuta, dove il tempo è spesso un fattore critico.

Cartelle cliniche elettroniche (EMR) :

Vantaggi: garantiscono un accesso rapido a informazioni complete sul paziente, promuovono la continuità delle cure e riducono gli errori medici.

Integrazione: l'EMR può essere interconnesso con altri sistemi ospedalieri, come le farmacie, i laboratori o la radiologia, consentendo un flusso continuo di informazioni.

Sicurezza e riservatezza: i sistemi moderni sono dotati di solide misure di sicurezza per proteggere i dati dei pazienti.

Telemedicina :

Consulti a distanza: questo permette di fornire assistenza medica tramite piattaforme video, essenziali per i pazienti che si trovano in aree remote.

Monitoraggio a distanza: i pazienti possono essere monitorati a distanza con dispositivi che trasmettono i dati in tempo reale agli operatori sanitari.

Sistemi di monitoraggio e di allarme :

Monitor dei segni vitali: questi dispositivi connessi possono avvisare il personale di assistenza di anomalie o cambiamenti critici nelle condizioni del paziente.

Algoritmo predittivo: alcuni EMR utilizzano algoritmi per prevedere i rischi potenziali per il paziente, come il rischio di sepsi o altre complicazioni.

Interoperabilità :

Miglioramento della collaborazione: gli EMR possono spesso comunicare tra diversi stabilimenti o specialità, facilitando il trasferimento di informazioni e responsabilità.

Accesso del paziente: I pazienti possono spesso accedere alla propria cartella clinica, il che li aiuta a essere più coinvolti nella loro cura.

Tecnologia portatile :

Dispositivi indossabili: molti dispositivi, come gli smartwatch o i braccialetti, sono in grado di tracciare vari parametri di salute e di trasmettere queste informazioni agli operatori sanitari.

Applicazioni mobili: ci sono molte applicazioni progettate per aiutarla a gestire le malattie, a monitorare i segni vitali o persino a prendere i farmaci.

Formazione e adattamento :

Sviluppo continuo: con la tecnologia che cambia così rapidamente, la formazione continua è essenziale per garantire un uso sicuro ed efficace.

Sfide etiche e normative: la velocità dell'innovazione tecnologica significa che la normativa e l'etica devono adattarsi costantemente per proteggere i pazienti e i loro dati.

All'intersezione tra tecnologia e medicina, le cartelle cliniche elettroniche e le tecnologie correlate hanno rivoluzionato il modo in cui vengono fornite le cure, in particolare nelle situazioni acute. L'adozione e l'adattamento a questi strumenti è essenziale per qualsiasi professionista sanitario che aspira a fornire la migliore assistenza possibile nel mondo moderno.

Aspetti e implicazioni legali documentazione

La documentazione medica è più di una formalità amministrativa: racchiude la cronologia dell'assistenza fornita, garantisce la qualità e la sicurezza del paziente e ha un aspetto legale indiscutibile. Nella medicina acuta, dove le decisioni vengono spesso prese in fretta, una documentazione accurata e completa è ancora più cruciale. L'omissione, l'imprecisione o la negligenza nella documentazione possono avere gravi conseguenze legali per gli operatori sanitari.

Importanza legale della documentazione :

Prova dell'assistenza fornita: Le cartelle cliniche servono come prova oggettiva dell'assistenza fornita, delle decisioni prese e delle informazioni condivise con il paziente.

Responsabilità professionale: una documentazione inadeguata può portare ad accuse di negligenza o di cattiva condotta professionale.

Consenso informato :

Documentare il processo: è fondamentale documentare che il paziente sia stato adeguatamente informato dei rischi, dei benefici e delle alternative di un trattamento o di una procedura, e che abbia dato il suo consenso informato.

Protezione dalle controversie: un'adeguata documentazione del consenso può proteggere l'operatore sanitario in caso di accuse di aver eseguito un trattamento o un intervento senza il consenso del paziente.

Riservatezza e protezione dei dati :

Norme sulla riservatezza: gli operatori sanitari sono tenuti per legge a proteggere le informazioni mediche dei pazienti. Le violazioni della riservatezza possono comportare sanzioni penali e civili.

Trasferimento e condivisione delle informazioni: La documentazione deve essere condivisa in modo sicuro, soprattutto quando si comunica tra strutture o specialità diverse.

Ritenuta e distruzione dei file :

- **Periodo di conservazione: le** leggi locali o nazionali in genere impongono un periodo minimo di conservazione delle cartelle cliniche.

- **Distruzione sicura:** quando i documenti vengono distrutti, ciò deve avvenire in modo da proteggere la riservatezza e la privacy del paziente.

Accesso del paziente alle cartelle cliniche :

- **Diritto di accesso:** in molti Paesi, i pazienti hanno il diritto di accedere alla propria cartella clinica e di richiederne una copia.

- **Correzioni e modifiche : I** pazienti possono spesso richiedere la correzione di errori o omissioni nella loro cartella clinica. Il modo in cui queste correzioni vengono effettuate e documentate è importante.

Formazione e responsabilità :

- **Formazione continua:** gli operatori sanitari devono essere regolarmente formati sui requisiti legali della documentazione per garantire la conformità.

- **Audit e revisione: le** strutture possono effettuare audit regolari della documentazione per garantire il rispetto degli standard e identificare le aree di miglioramento.

La documentazione riflette l'integrità professionale di un operatore sanitario. È il garante della qualità delle cure, una fonte di informazioni per il paziente e una protezione legale per il professionista. Nella medicina acuta, dove ogni decisione può avere conseguenze vitali, è indispensabile che ogni dettaglio sia compreso, analizzato e rispettato.

Capitolo 17

PROCEDURE SPECIFICHE E LA LORO GESTIONE

Inserimento di sonde e cateteri

L'inserimento di cateteri è un'abilità essenziale per gli infermieri che lavorano nella medicina acuta. Questi dispositivi sono comunemente utilizzati per somministrare farmaci, monitorare la funzione degli organi o drenare i fluidi corporei. Ogni tipo ha una propria serie di linee guida e il loro utilizzo richiede una precisione tecnica e un'attenzione costante all'igiene per evitare complicazioni.

Tipi comuni di sonde e cateteri :

Cateteri urinari: utilizzati per drenare la vescica, possono essere temporanei o permanenti.

Cateteri venosi centrali: vengono inseriti in una grossa vena, di solito nel collo, nel torace o nell'inguine, per somministrare farmaci o monitorare l'emodinamica.

Cateteri venosi periferici: vengono utilizzati per somministrare liquidi e farmaci attraverso le vene delle braccia.

Tubi gastrici: utilizzati per somministrare cibo o farmaci o per drenare il contenuto gastrico.

Sonde di intubazione: inserite nella trachea in situazioni di rianimazione per fornire una via aerea o somministrare ossigeno.

Tecniche di integrazione :

Preparare il paziente: il paziente deve essere rassicurato, gli deve essere spiegata la procedura e deve ottenere il consenso.

Asepsi: la sterilità è essenziale per evitare le infezioni. Si utilizzano guanti sterili, teli sterili e antisettici.

Inserimento stesso: varia a seconda del tipo di catetere. Per garantire la sicurezza, è necessaria una tecnica precisa.

Manutenzione e sorveglianza :

Controlli regolari: deve assicurarsi che il catetere o il catetere a contatto sia sempre posizionato correttamente e che non ci siano segni di infezione.

Pulizia: è necessario mantenere l'igiene intorno al sito di inserimento.

Controlli il funzionamento: Si assicuri una buona circolazione o drenaggio, evitando ostruzioni.

Potenziali complicazioni :

Infezioni : Un'infezione può svilupparsi intorno al sito di inserimento o diffondersi in tutto il corpo.

Ostruzione: un catetere o una sonda possono bloccarsi.

Trauma: un inserimento errato può danneggiare un organo o un vaso sanguigno.

Rimozione dei dispositivi :

Procedura: la rimozione deve essere eseguita con attenzione per evitare traumi.

Monitoraggio post-rimozione: monitorare il paziente per eventuali segni di complicazioni dopo la rimozione.

Formazione e competenze :

Apprendistato: gli infermieri devono essere formati e certificati per inserire questi dispositivi.

Aggiornamenti: Con l'evoluzione delle tecniche e delle attrezzature, le competenze devono essere aggiornate regolarmente.

L'inserimento di cateteri è una procedura comune ma delicata nella medicina acuta. Il rispetto dei protocolli, una tecnica impeccabile e un attento monitoraggio sono essenziali per garantire la sicurezza del paziente.

Prelievi e gli esami di laboratorio di emergenza

Il prelievo di campioni e l'interpretazione degli esami di laboratorio sono al centro dell'assistenza al paziente nelle emergenze mediche. Queste analisi offrono agli operatori sanitari una preziosa finestra sullo stato fisiologico del paziente, guidando la diagnosi, il trattamento e il follow-up. Per gli infermieri della medicina acuta, la padronanza di questo aspetto è fondamentale.

Importanza dei campioni nella medicina acuta :

Diagnosi rapida: identificare la causa di fondo di un problema medico.

Monitoraggio dei progressi: valutare la progressione di una malattia o l'efficacia di un trattamento.

Decisioni terapeutiche: adattare i trattamenti in base ai risultati ottenuti.

Tipi comuni di campionamento :

Sangue: emogramma, biochimica, gas del sangue, marcatori cardiaci, ecc.

Urina: analisi standard dell'urina, test tossicologico.

Liquido cerebrospinale: nei casi di sospetta meningite o altri disturbi neurologici.

Colture: per individuare le infezioni batteriche, virali o fungine.

Tecniche di campionamento :

Selezione del sito: scelta della vena o della regione corporea adatta.

Preparare il paziente: rassicurare il paziente e ottenere il suo consenso.

Tecnica asettica: prevenire la contaminazione o l'infezione.

Esami di laboratorio di emergenza:

Biochimica: funzionalità renale ed epatica, elettroliti, glucosio, ecc.

Ematologia: emocromo, tempo di coagulazione.

Microbiologia: colture, antibiogramma.

Tossicologia: rilevamento di droghe o tossine nel sangue o nelle urine.

Immunologia: test degli anticorpi, marcatori di infiammazione.

Interpretazione dei risultati :

Valori normali contro valori patologici: conoscenza degli intervalli normali e loro implicazioni cliniche.

Correlazione clinica: mettere in relazione i risultati con le condizioni cliniche del paziente.

Gestione delle anomalie: identificare i risultati che richiedono un'azione immediata.

Comunicazione con il laboratorio :

Trasmissione dei campioni: assicurarsi che i campioni siano etichettati correttamente e inviati tempestivamente.

Scambio di informazioni: in caso di risultati anomali o inaspettati, discuta la questione con i tecnici o i biologi per chiarire i risultati.

Ruolo dell'infermiere :

Campionamento accurato: garantire la qualità del campione per evitare falsi negativi o falsi positivi.

Attenzione alla sicurezza: maneggi i campioni con cura per evitare qualsiasi rischio di contaminazione.

Educazione del paziente: spiegare gli esami e le loro implicazioni al paziente e alla sua famiglia.

I campioni e gli esami di laboratorio sono strumenti essenziali nella gestione delle emergenze mediche. Per gli infermieri, una buona padronanza di questo aspetto garantisce una migliore qualità dell'assistenza, una rapida identificazione dei problemi e un intervento più efficace.

Tecniche di sutura e cura delle ferite

La capacità di suturare e curare correttamente le ferite è un'abilità inestimabile per qualsiasi infermiere che lavora nella medicina acuta. Che si tratti di una lacerazione dovuta a un incidente o di un'incisione chirurgica, una gestione efficace delle ferite è essenziale per prevenire le infezioni, garantire una guarigione ottimale e ridurre al minimo le cicatrici.

- Introduzione alle ferite :
  - **Tipi di ferite:** tagli, abrasioni, avulsioni, morsi, ustioni.
  - **Valutazione iniziale:** profondità, lunghezza, contaminazione, presenza di corpi estranei.
- Preparazione della ferita :
  - **Pulizia:** utilizzare soluzioni antisettiche per rimuovere i contaminanti.
  - **Anestetico locale:** lidocaina o altri agenti per anestetizzare l'area.
  - **Rimozione di corpi estranei:** con attenzione, per evitare di aggravare la ferita.
- Tecniche di sutura :
  - **Suture semplici:** la tecnica più comune per riunire i bordi di una ferita.
  - **Suture Matra:** utilizzate per ferite profonde o per ridurre la tensione.
  - **Suture overlock:** per ferite lineari lunghe.
  - **Suture intradermiche:** quando si desidera ridurre al minimo la cicatrice visibile.

Punti metallici: per un fissaggio rapido, generalmente sul cuoio capelluto o sul tronco.

Colla per la pelle: per piccole ferite superficiali.

Scelta della sutura :

Filo riassorbibile o non riassorbibile: dipende dal sito e dal tipo di ferita.

Calibro del filo: dipende dalla sottigliezza e dalla tensione della ferita.

Cura post-sutura :

Protezione della ferita: utilizzare medicazioni sterili per evitare la contaminazione.

Monitorare i segni di infezione: arrossamento, calore, dolore, trasudamento.

Consigli per il paziente: mantenere la ferita pulita, evitare movimenti eccessivi e osservare eventuali complicazioni.

Rimozione delle suture :

Tempistica: dipende dal tipo di sutura e dalla posizione della ferita.

Tecnica: rimozione delicata per evitare di danneggiare la pelle guarita.

Complicazioni e loro gestione:

Infezioni: Si prevengono con una pulizia adeguata e si trattano con antibiotici.

Cicatrici ipertrofiche o cheloidi: iniezioni di steroidi, chirurgia o terapia laser.

Disunione: risutura o altri interventi per promuovere la guarigione.

Ruolo   dell'infermiere :

Educazione del paziente: spiegazione della cura della ferita, dei segni di infezione, di quando e come tornare per la rimozione della sutura.

Competenze tecniche: padronanza delle tecniche di sutura per un'assistenza ottimale.

Comunicazione: garantire che il paziente si senta a proprio agio e informato in ogni fase.

La capacità di suturare e guarire le ferite è una parte essenziale della medicina acuta. Oltre a garantire una guarigione ottimale, una gestione efficace delle ferite può migliorare notevolmente il comfort e la soddisfazione generale del paziente. Per gli infermieri, questo significa aggiornare costantemente le loro competenze e rimanere all'avanguardia delle migliori pratiche.

Capitolo 18

GESTIONE DEL DOLORE

Valutazione del dolore

Il dolore, spesso descritto come la 'quinta costante vitale', è un elemento complesso e multifattoriale dell'esperienza umana. Nella medicina acuta, una valutazione rapida e accurata del dolore è fondamentale non solo per il comfort del paziente, ma anche per la diagnosi, il trattamento e il monitoraggio del progresso di molte condizioni. L'approccio globale al dolore prende in considerazione le dimensioni fisiologiche, emotive e contestuali, consentendo una gestione più completa e personalizzata.

Introduzione al dolore :

Definizione: sensazione sgradevole associata a un danno tissutale reale o potenziale.

Tipi : Acuto vs cronico, nocicettivo vs neuropatico.

Meccanismi: trasduzione, trasmissione, modulazione e percezione.

Scale di valutazione :

Analogico visivo (VAS): il paziente posiziona il suo dolore su una linea graduata.

Numerico: da 0 (nessun dolore) a 10 (il dolore più intenso che si possa immaginare).

Scale per popolazioni specifiche: bambini, anziani, pazienti non comunicanti.

Valutazione complessiva :

Posizione: dove si trova il dolore?

Intensità: quanto è intenso?

Qualità: è palpitante, bruciante, pulsante?

Durata ed evoluzione: per quanto tempo? È costante o intermittente?

Fattori scatenanti e allevianti: Cosa fa peggiorare o migliorare il dolore?

Sintomi associati: nausea, respiro corto, sudorazione.

Dolore ed emozione :
  Impatto psicologico: il dolore può essere esacerbato da stress, ansia e depressione.
  Valutazione dell'umore: come si sente il paziente? Il dolore influisce sul suo umore?
L'importanza di una valutazione regolare:
  Monitoraggio: garantire l'efficacia degli interventi.
  Prevenzione: anticipare e trattare il dolore prima che diventi intollerabile.
Sfide specifiche :
  Pazienti non comunicativi: Uso di scale comportamentali.
  Credenze culturali: rispettare e comprendere le prospettive dei pazienti sul dolore.
Ruolo dell'infermiere :
  Prima linea: spesso è l'infermiere che valuta per primo il dolore del paziente.
  Educazione del paziente: Aiutare i pazienti a comprendere il loro dolore e i trattamenti proposti.
  Collaborazione: lavorare con il team di assistenza per garantire un'assistenza ottimale.

La valutazione del dolore è una competenza essenziale per tutti gli operatori sanitari, e in particolare per gli infermieri della medicina acuta. Spesso è il sintomo principale e più preoccupante per il paziente. Una valutazione completa, regolare e personalizzata consente una gestione più efficace e umana, riducendo la sofferenza del paziente e accelerando il recupero.

Farmaci e tecniche non farmacologico

Il trattamento del dolore e di altri sintomi in medicina acuta non si limita alla somministrazione di farmaci. La gestione olistica incorpora interventi non farmacologici che, combinati con una terapia farmacologica appropriata, possono offrire ai pazienti un miglioramento significativo del loro comfort e benessere.

Farmaci in medicina acuta :

Analgesici: dall'acetaminofene agli oppioidi, questi farmaci agiscono su diverse vie del dolore.

Antinfiammatori: comunemente utilizzati per trattare il dolore associato all'infiammazione.

Sedativi e ansiolitici: utili per gestire l'agitazione, l'ansia o i disturbi del sonno.

Antispastici: per il dolore muscolare o i crampi.

Topico: creme, gel o cerotti applicati direttamente sulla zona dolorosa.

Tecniche non farmacologiche :

Terapia del calore: l'uso del calore o del freddo può aiutare ad alleviare il dolore e l'infiammazione.

Stimolazione elettrica transcutanea (TENS): utilizza piccoli impulsi elettrici per ridurre la percezione del dolore.

Massaggio: può migliorare la circolazione, ridurre la tensione muscolare e indurre il rilassamento.

Mobilitazione e fisioterapia: aiuta a rafforzare i muscoli, a migliorare la mobilità e a ridurre il dolore.

Terapie di rilassamento: tecniche di respirazione profonda, meditazione o visualizzazione.

Biofeedback: imparare a controllare alcune funzioni corporee per aiutare a gestire il dolore.

Distrazione: utilizzare la musica, la lettura o i giochi per distogliere l'attenzione dal dolore.

Approcci complementari :

Agopuntura: l'inserimento di aghi sottili in punti specifici del corpo può aiutare ad alleviare il dolore.

Aromaterapia: uso di oli essenziali per indurre il rilassamento e il benessere.

Terapie cognitivo-comportamentali: tecniche per modificare i pensieri e i comportamenti negativi associati al dolore.

Coinvolgimento del paziente :

Educazione: aiutare i pazienti a comprendere le opzioni di trattamento e la loro efficacia.

Autogestione: incoraggiare i pazienti ad assumere un ruolo attivo nella gestione del dolore.

Valutazione e monitoraggio :

Valutazione continua: garantire l'efficacia degli interventi e adattare il piano di trattamento di conseguenza.

Feedback del paziente: Il feedback del paziente è essenziale per valutare l'efficacia degli interventi.

La combinazione di farmaci e tecniche non farmacologiche consente una gestione più completa e personalizzata del dolore e di altri sintomi in medicina acuta. L'approccio multidimensionale non solo è più efficace, ma rispetta anche il desiderio di molti pazienti di utilizzare metodi meno invasivi e più naturali per integrare i trattamenti farmacologici tradizionali.

Gestione del dolore in popolazioni specifiche (bambini, anziani)

La gestione del dolore in medicina acuta è una sfida, ma quando si tratta di popolazioni specifiche come i bambini e gli anziani, questa sfida è accentuata. Questi gruppi hanno esigenze, risposte e vulnerabilità uniche e richiedono un approccio personalizzato e sensibile.

1. Dolore nei bambini :

a. Riconoscimento e valutazione :

   La barriera della comunicazione: i bambini molto piccoli non possono esprimere adeguatamente il loro dolore. L'uso di scale del dolore adatte all'età, come la scala del dolore FLACC o la scala del viso, può aiutare.

   Osservi il comportamento: Pianto, agitazione o ritiro possono essere indicatori di dolore.

b. Approcci farmacologici :

   Dosaggio adattato al peso e all'età.

   Preferenza per forme orali o topiche, se possibile.

c. Interventi non farmacologici:

   Tecniche di distrazione: giocattoli, storie, musica.

   La terapia del gioco per comprendere e gestire il dolore.

   Sostegno dei genitori: il conforto e la presenza dei genitori possono ridurre l'ansia e il dolore.

2. Il dolore negli anziani :

a. Riconoscimento e valutazione :

   Comunicazione: i problemi cognitivi possono rendere difficile l'espressione del dolore. Possono essere utili scale di valutazione appropriate, come la scala del dolore per la demenza non comunicativa.

   Polipatologia: gli anziani possono soffrire di diverse patologie contemporaneamente, il che complica la valutazione del dolore.

b. Approcci farmacologici :

   Attenzione con gli oppioidi: aumento del rischio di effetti collaterali come sedazione o costipazione.

   Eviti i farmaci con potenziale anticolinergico.

   Monitorare le interazioni farmacologiche dovute alla polipatologia.

c. Interventi non farmacologici:
Terapie fisiche: fisioterapia, massaggi dolci.
Terapie cognitive: per gestire lo stress e il dolore cronico.
Ambiente: un letto comodo, una buona luce e una temperatura piacevole possono migliorare il comfort.

3. Educazione e comunicazione :
Che il paziente sia un bambino o una persona anziana, l'educazione dei familiari è fondamentale. Aiutarli a comprendere la natura del dolore, le opzioni terapeutiche e i mezzi di supporto può migliorare notevolmente la qualità dell'assistenza.

Sebbene la gestione del dolore sia una parte fondamentale della medicina acuta per tutti i pazienti, è necessario prestare particolare attenzione a popolazioni specifiche. Un approccio centrato sul paziente, che incorpori interventi farmacologici e non farmacologici, è essenziale per fornire un'assistenza adeguata ed efficace.

Capitolo 19

IL RUOLO DELL'INFERMIERE NELLA PREVENZIONE ERRORI MEDICI

Errori comuni nella medicina acuta

La medicina acuta, con il suo ritmo veloce e le situazioni di emergenza, è inevitabilmente un terreno fertile per gli errori. Questi errori possono derivare da una serie di fattori, tra cui la stanchezza, la pressione del tempo, i sistemi difettosi e la scarsa comunicazione. Comprendere questi errori è il primo passo per prevenirli.

1. Errori diagnostici :
La medicina acuta spesso richiede decisioni rapide basate su informazioni limitate. Questo può portare a :

- **Interpretazione errata dei sintomi:** alcuni sintomi possono essere erroneamente attribuiti a condizioni meno gravi.
- **Ignorare un'anamnesi essenziale:** non considerare un'anamnesi importante può portare a una diagnosi errata.
- **Eccessiva dipendenza dai test diagnostici:** i test non devono sostituire la valutazione clinica.

2. Errori di medicazione:
Gli errori terapeutici sono comuni nella medicina per acuti, a causa della complessità e della rapidità dell'assistenza. Possono includere :

- **Dosi errate:** Somministrare una dose troppo alta o troppo bassa.
- **Interazioni farmacologiche:** non tenere conto di eventuali altri farmaci che il paziente sta già assumendo.
- **Somministrazione al paziente sbagliato:** soprattutto nei reparti molto affollati.

3. Errori di comunicazione:
Una comunicazione chiara è essenziale, ma spesso viene compromessa in ambienti stressanti.

Transizioni assistenziali: gli errori si verificano spesso quando i pazienti vengono trasferiti da un reparto all'altro o da un team all'altro.

Mancata documentazione: mancata documentazione di informazioni essenziali o lettura attenta delle note del paziente.

4. Errori relativi alle attrezzature e alla tecnologia:

Uso errato dell'apparecchiatura: Ad esempio, un defibrillatore utilizzato in modo errato durante la rianimazione.

Guasti tecnologici: ad esempio un monitor di sorveglianza che non funziona correttamente.

5. Errori nella gestione del tempo e delle priorità:

In un ambiente in cui tutto sembra urgente, è facile :

Trascurare i segni vitali instabili: concentrarsi troppo su una lesione o una condizione apparente a scapito di un problema sottostante.

Ritardo nell'assistenza ai pazienti gravemente malati: a volte causato dal sovraffollamento dei pronto soccorso.

6. Ignorare l'importanza del benessere del team:

Stanchezza, stress e burnout possono contribuire agli errori. La mancata attenzione alla salute mentale e fisica del team medico può avere conseguenze drammatiche.

Riconoscere gli errori comuni nella medicina per acuti è essenziale per prevenirli. La formazione continua, l'applicazione di protocolli standardizzati, la comunicazione chiara, l'uso appropriato della tecnologia e il sostegno all'équipe medica sono tutti approcci che possono ridurre questi errori e garantire la migliore qualità di assistenza ai pazienti.

Protocolli di sicurezza e liste di controllo

La medicina per acuti è un settore in cui spesso le decisioni devono essere prese rapidamente e sotto pressione. In questo ambiente, i protocolli di sicurezza e le liste di controllo svolgono un ruolo essenziale nel garantire che ogni paziente riceva un'assistenza sicura ed efficace. Questi strumenti sono progettati per ridurre al minimo gli errori, standardizzare l'assistenza e fornire una solida base per il processo decisionale in tempo reale.

1. L'importanza dei protocolli :
I protocolli forniscono un quadro per la gestione dei pazienti in situazioni di emergenza. Forniscono linee guida chiare, passo dopo passo, basate sull'evidenza scientifica, per il trattamento di una varietà di condizioni e situazioni di emergenza.

2. Il valore delle liste di controllo:
A differenza dei protocolli, che possono essere più dettagliati, le liste di controllo offrono una serie di punti rapidi da controllare. Sono particolarmente utili per garantire che non si dimentichi nessun passaggio durante le procedure specifiche.

3. Esempi comuni di protocolli e liste di controllo:
- **Rianimazione cardiopolmonare (RCP):** un protocollo standardizzato per la gestione dell'arresto cardiaco.
- **Gestione dell'ictus:** un protocollo per la somministrazione rapida della terapia trombolitica.
- **Lista di controllo per l'intubazione:** una lista di controllo delle fasi e delle attrezzature necessarie per intubare un paziente in modo sicuro.
- **Lista di controllo per le trasfusioni:** per garantire la sicurezza durante la trasfusione di sangue o emoderivati.

4. Implementazione e formazione:
Per essere efficaci, questi strumenti devono essere ben progettati, ampiamente accessibili e regolarmente aggiornati. Inoltre, il personale deve essere formato al loro utilizzo e deve comprenderne l'importanza.

5. Revisione e miglioramento continuo:
L'efficacia dei protocolli e delle liste di controllo deve essere valutata regolarmente. Il feedback del personale, gli incidenti e le nuove scoperte mediche possono portare a revisioni.

6. Integrazione con :
Con l'avvento della tecnologia in medicina, molti protocolli e liste di controllo sono ora integrati in sistemi elettronici. Questo può aiutare la velocità e l'accuratezza, ma è comunque essenziale che il personale comprenda le basi di ogni fase.

Nella medicina per acuti, dove ogni secondo conta, i protocolli di sicurezza e le liste di controllo sono preziosi. Assicurano che l'assistenza fornita sia coerente, basata sulle migliori prove disponibili e orientata alla sicurezza del paziente. La loro integrazione richiede formazione, impegno e volontà di aderire costantemente ai più alti standard di assistenza medica.

Comunicazione e feedback all'interno del team

Le dinamiche rapide e imprevedibili della medicina acuta richiedono una comunicazione chiara, concisa ed efficace tra i membri del team medico. Inoltre, un feedback costruttivo e tempestivo è essenziale per il miglioramento continuo delle competenze e dei processi. La sinergia tra una buona comunicazione e un feedback efficace può fare la differenza tra la vita e la morte in molte situazioni.

1. L'importanza di una comunicazione chiara:
Nella medicina acuta, le informazioni devono essere trasmesse rapidamente e senza ambiguità. Che si tratti di rianimazione, chirurgia d'urgenza o gestione medica complessa, ogni membro del team deve comprendere il proprio compito, le aspettative e gli obiettivi del paziente.
2. Strumenti e tecniche di comunicazione:

SBAR (Situazione, contesto, valutazione, raccomandazione): Un metodo strutturato per comunicare informazioni critiche.

Briefing e debriefing: incontri brevi ma essenziali prima e dopo le procedure o le situazioni di emergenza per assicurarsi che tutti siano sulla stessa lunghezza d'onda.

Segnali verbali e non verbali: è fondamentale essere consapevoli della propria comunicazione non verbale e di quella degli altri.
3. Il feedback: uno strumento di crescita:
Il feedback non deve essere visto come una critica, ma come un'opportunità per imparare e migliorare. Dovrebbe essere :

Opportunistico: somministrato il prima possibile dopo l'osservazione.

Specifico: si concentra su azioni o comportamenti specifici.

Costruttivo: proporre soluzioni o alternative.

Premuroso: Provengono da un luogo di sostegno e incoraggiamento.
4. Superare le barriere alla comunicazione:

Gerarchia: incoraggiare una cultura in cui tutti, indipendentemente dal livello o dal ruolo, si sentano liberi di parlare ed esprimere le proprie preoccupazioni.

Differenze culturali e linguistiche: fornire formazione e risorse per aiutare il personale a comunicare efficacemente nonostante le barriere linguistiche o culturali.

5. Il valore della simulazione :

La simulazione consente ai team di esercitarsi a comunicare efficacemente in situazioni di stress, senza rischi per i pazienti. Può anche aiutare a identificare le aree di miglioramento della comunicazione di squadra.

La comunicazione e il feedback sono essenziali per la sicurezza del paziente e l'efficacia del team nella medicina acuta. Creare una cultura in cui la comunicazione sia valorizzata, il feedback sia dato e ricevuto in uno spirito di crescita e le barriere alla comunicazione efficace siano attivamente identificate e superate, può migliorare i risultati dei pazienti e rafforzare la coesione e la soddisfazione del team.

Capitolo 20

APPROCCIO PALLIATIVO IN MEDICINA ACUTA

Capire la medicina palliativa

La medicina palliativa è una specialità medica che si concentra sulla prevenzione e sul sollievo della sofferenza e sul miglioramento della qualità di vita dei pazienti che affrontano malattie gravi e minacciose. Si concentra sull'intera persona, integrando le dimensioni fisica, emotiva, sociale e spirituale dell'assistenza.

1. Che cos'è la medicina palliativa?
La medicina palliativa è un approccio che migliora la qualità di vita dei pazienti (e delle loro famiglie) che devono affrontare problemi legati a malattie potenzialmente letali, attraverso la prevenzione e l'alleviamento della sofferenza e la valutazione completa e attenta del dolore e di altri sintomi fisici, psicologici e spirituali.

2. I principi di base :
- **Approccio globale:** l'assistenza va oltre il trattamento del dolore fisico per includere le esigenze emotive, psicologiche e spirituali.
- **Interdisciplinarietà:** l'équipe di cure palliative generalmente comprende medici, infermieri, assistenti sociali, terapisti e consulenti spirituali che lavorano insieme.
- **Rispettare i desideri del paziente:** I pazienti e le loro famiglie sono al centro delle decisioni sulle loro cure.

3. La medicina palliativa non è sinonimo di fine vita:
Sebbene possa essere associata alle cure di fine vita, la medicina palliativa può essere introdotta in qualsiasi fase di una malattia grave, accanto ad altri trattamenti curativi.

4. Gestire il dolore e altri sintomi:
La medicina palliativa mira a gestire efficacemente il dolore e altri sintomi fastidiosi, siano essi fisici (nausea, respiro corto), emotivi (ansia, depressione) o spirituali.

5. Supporto emotivo e spirituale:
Riconoscendo che la malattia grave e la morte possono portare a crisi esistenziali, le cure palliative cercano di offrire un adeguato supporto emotivo e spirituale.

6. Discussione sulla fine della vita:
I professionisti della medicina palliativa aiutano i pazienti e le loro famiglie a comprendere la malattia, a stabilire gli obiettivi di cura e a prendere decisioni informate sul trattamento futuro.

7. Cure palliative a domicilio :
L'obiettivo è spesso quello di consentire al paziente di rimanere a casa, in un ambiente familiare, mentre riceve le cure e l'assistenza necessarie.

8. La differenza tra cure palliative e cure di fine vita:
Sebbene tutte le cure di fine vita siano di natura palliativa, non tutte le cure palliative sono necessariamente fornite alla fine della vita.

La medicina palliativa cerca di vedere la persona nella sua interezza, riconoscendo che la sofferenza può manifestarsi in molti modi diversi. Mira a garantire la qualità della vita, per quanto lunga possa essere, ponendo il paziente e le persone a lui vicine al centro delle sue preoccupazioni.

Gestione dei sintomi alla fine della vita

La fine della vita è un periodo delicato, spesso accompagnato da una serie di sintomi che richiedono un'attenta gestione. Questi sintomi possono essere fisici, emotivi, psicologici o spirituali. La gestione di questi sintomi è al centro della medicina palliativa, che mira a garantire il comfort del paziente, rispettando i suoi desideri e le sue esigenze.

1. Dolore :
   - **Valutazione: il** primo passo è capire la causa, il tipo, l'intensità e la frequenza del dolore.
   - **Trattamenti:** Questi possono includere analgesici, antinfiammatori, blocchi nervosi e terapie non farmacologiche come la massoterapia o l'agopuntura.
2. Respiro corto:
   - **Cause comuni:** Problemi cardiaci, polmonite, versamento pleurico o tumorale.
   - **Gestione:** ossigeno, farmaci broncodilatatori, posizione seduta e ventilatori possono aiutare.
3. Nausea e vomito :
   - **Cause:** farmaci, costipazione, ostruzione intestinale o metastasi cerebrali.
   - **Trattamenti :** Farmaci antiemetici, aggiustamenti dietetici e terapie complementari come lo zenzero o la digitopressione.
4. Agitazione e delirio:
   - **Identificazione delle cause:** farmaci, infezioni, squilibrio elettrolitico o progressione della malattia.
   - **Gestione:** rivalutazione dei farmaci, sedazione palliativa, ambiente tranquillo, presenza dei familiari.
5. Insonnia :
   - **Cause:** dolore, farmaci, ansia o depressione.
   - **Trattamenti :** Sedativi, rituali per andare a letto, terapie di rilassamento.
6. Costipazione :
   - **Cause:** immobilità, farmaci come gli oppioidi, disidratazione.
   - **Gestione:** lassativi, dieta ad alto contenuto di fibre, idratazione.
7. Sintomi psicologici ed emotivi :
   - **Riconoscimento:** sentimenti di tristezza, ansia, rabbia, paura o isolamento.
   - **Interventi:** consulenza, terapia, gruppi di sostegno, farmaci, tecniche di rilassamento.

8. Sintomi spirituali :

Manifestazioni: domande sul significato della vita, sulla riconciliazione, sul perdono o sulla paura della morte.

Accompagnamento: colloqui spirituali, riti religiosi, meditazione, accompagnamento da parte di un cappellano o di un consigliere spirituale.

La gestione dei sintomi alla fine della vita richiede un approccio multidimensionale che rispetti le esigenze uniche di ogni paziente. Mentre alcuni sintomi possono essere trattati con interventi medici, altri possono richiedere un approccio più olistico, integrando aspetti psicologici, emotivi e spirituali. La chiave è una comunicazione aperta tra il paziente, la famiglia e l'équipe medica, che consenta un'assistenza personalizzata volta a fornire comfort e dignità in questa fase cruciale della vita.

Comunicazione con i pazienti e famiglie

La comunicazione è al centro della pratica medica. Per gli infermieri della medicina per acuti, è ancora più cruciale, poiché spesso avviene in momenti di crisi, incertezza e vulnerabilità per i pazienti e le loro famiglie. Il modo in cui vengono trasmesse le informazioni può influenzare notevolmente la percezione dell'assistenza, la soddisfazione del paziente e persino i risultati clinici.

1. Stabilire un contatto:

Prima impressione: un sorriso, un contatto visivo e una stretta di mano possono creare fiducia.

Si presenti: dica il suo nome e il suo ruolo per chiarire la sua posizione nel team di cura.

2. Ascolto attivo:

Mostrare interesse: prestare al paziente o alla famiglia tutta la sua attenzione, senza interruzioni.

Linguaggio del corpo: posizionarsi di fronte al paziente, stabilire un contatto visivo e fare un cenno di assenso dimostrano il suo coinvolgimento.

3. Ponga domande aperte:

Incoraggiare i pazienti a condividere le loro preoccupazioni e i loro sintomi, ponendo domande come "Mi parli del suo dolore" piuttosto che "Ha dolore?".

4. Convalidare i sentimenti:

Riconoscere le emozioni del paziente o della famiglia, che si tratti di paura, ansia o frustrazione, è fondamentale per stabilire un rapporto di fiducia.

5. Utilizzi un linguaggio comprensibile:

Eviti il gergo medico. Adegui il suo linguaggio al livello di comprensione del paziente.

6. Informare ed educare:

Aggiornamenti regolari: tenere informati il paziente e la famiglia sui progressi, sui risultati degli esami e sui piani di trattamento.

Materiale didattico: opuscoli o video possono aiutare a chiarire concetti complessi.

7. Chiarisca e ripeta:

I pazienti sotto stress possono avere difficoltà a trattenere le informazioni. Ripeta i punti chiave e verifichi la comprensione.

8. Coinvolgere le famiglie :

I parenti possono fornire informazioni preziose, sostenere il paziente e aiutarlo nel processo decisionale.

9. Gestire le cattive notizie :

Trovi un luogo tranquillo, si sieda e sia empatico e diretto. Lasci il tempo per le domande e le reazioni emotive.

10. Concludere la conversazione:
    Riassumere i punti chiave, confermare il piano d'azione e ringraziare il paziente o la famiglia per il tempo dedicato.

La comunicazione non è solo una questione di trasmissione di informazioni. È la base di una relazione terapeutica, che facilita la comprensione, la fiducia e la collaborazione. Per gli infermieri della medicina acuta, padroneggiare quest'arte è essenziale per garantire un'assistenza ottimale ai pazienti e per sostenere i loro cari in momenti spesso difficili.

Capitolo 21

ASSISTENZA INFERMIERISTICA SPECIALIZZATA

Assistenza cardiologica acuta

Quando si tratta di malattie cardiovascolari acute, il tempo è prezioso e ogni secondo conta. Gli infermieri svolgono un ruolo cruciale nel riconoscimento precoce, nella gestione iniziale e nel follow-up dei pazienti con patologie cardiache. Scopra come gli infermieri intervengono nelle situazioni cardiache acute.

1. Riconoscere un'emergenza :
La capacità di rilevare rapidamente i segni di un evento cardiaco acuto è fondamentale per istituire un trattamento adeguato.

- **Sintomi cardiaci classici:** dolore o fastidio al petto, respiro corto, sudorazione eccessiva, nausea o vomito.
- **Segni meno tipici:** in particolare nelle donne, nei diabetici e negli anziani, i sintomi possono includere affaticamento inspiegabile, dolore addominale o vertigini.

2. Intervento iniziale :
L'approccio "B.A.S.E. (Bilan, Aspirine, Scope, Electrocardiogram) è un modo semplice ed efficace per ricordare le fasi iniziali.

- **Valutazione:** valutare rapidamente le condizioni del paziente.
- **Aspirina:** usi l'aspirina per prevenire la coagulazione, a meno che non sia controindicata.
- **Ambito:** mettere il paziente sotto monitoraggio cardiaco.
- **Elettrocardiogramma (ECG):** un ECG deve essere eseguito entro i primi 10 minuti per identificare le anomalie cardiache.

3. Assistenza specialistica :
A seconda della patologia cardiaca diagnosticata, possono essere necessari diversi interventi:

Sindrome coronarica acuta (SCA): comprende l'infarto del miocardio (attacco cardiaco) e l'angina instabile. Il trattamento mira a ripristinare il flusso sanguigno al cuore.

Insufficienza cardiaca acuta: il trattamento mira a migliorare la funzione cardiaca e a ridurre i sintomi come la dispnea.

4. Farmaci comunemente usati:
La farmacoterapia è centrale nella gestione delle emergenze cardiache.

Agenti antiaggreganti: Aspirina, clopidogrel.

Anticoagulanti : Eparina, enoxaparina.

Beta-bloccanti: Metropololo, atenololo.

Nitroglicerina: per alleviare il dolore al petto.

5. Educazione del paziente :
Gli infermieri svolgono un ruolo centrale nell'educare i pazienti su come modificare i fattori di rischio.

Cessazione del fumo: sostenere e guidare i pazienti verso i programmi di cessazione del fumo.

Dieta: incoraggiare una dieta equilibrata, povera di sale e di grassi saturi.

Attività fisica: discutere la ripresa graduale dell'attività fisica dopo l'evento cardiaco.

6. Preparazione del viaggio :
Il rinvio non si ferma quando il paziente lascia l'ospedale. L'infermiere deve assicurarsi che il paziente :

Comprende l'importanza di assumere regolarmente i farmaci.

Conosce i segnali di allarme di una ricaduta o di un peggioramento.

Ha appuntamenti di follow-up con il suo cardiologo.

La gestione delle emergenze cardiache richiede una risposta rapida, coordinata e basata sull'evidenza. Gli infermieri per acuti sono in prima linea in questa risposta, fornendo assistenza critica, istruzione e supporto per aiutare i pazienti a navigare nel complesso mondo delle condizioni cardiache.

Assistenza neurologica acuta

Il sistema nervoso, una rete complessa che controlla e coordina tutte le attività dell'organismo, può essere soggetto a una serie di disturbi. Quando ci si trova di fronte a una patologia neurologica acuta, è essenziale un intervento rapido e competente. Gli infermieri sono spesso i primi a valutare, gestire e monitorare questi pazienti, svolgendo un ruolo fondamentale per il loro esito.

1. Riconoscere i sintomi :
Le patologie neurologiche possono manifestarsi in modi diversi. Sapere come identificarle è fondamentale.

  Segni di ictus: paralisi facciale, debolezza o intorpidimento di un lato del corpo, difficoltà a parlare o a capire.

  Sintomi di un'emorragia meningea: Mal di testa improvviso e intenso, torcicollo, sensibilità alla luce.

2. Valutazione iniziale:
La prima ora successiva a un evento neurologico viene spesso definita la "golden hour", sottolineando l'urgenza del trattamento.

  Esame neurologico: valutare la funzione cerebrale, il livello di coscienza, le capacità motorie, la sensibilità, i riflessi e i segni di impegno.

  Imaging cerebrale: spesso viene eseguita una scansione cerebrale o una risonanza magnetica per identificare la causa dell'incidente.

3. Assistenza specialistica :
La cura dipende dalla patologia sottostante.

Ictus ischemico: trombolisi per dissolvere il coagulo responsabile dell'ischemia, se il paziente è idoneo.

Emorragia cerebrale: monitoraggio stretto, controllo della pressione sanguigna, eventuale intervento chirurgico per alleviare la pressione.

4. Farmaci comunemente usati:

Antitrombotici: per prevenire la formazione di coaguli di sangue.

Antipertensivi: per gestire la pressione sanguigna.

Anticonvulsivanti : In caso di crisi epilettiche.

5. Monitoraggio continuo:

Segni vitali: monitoraggio regolare per rilevare i cambiamenti.

Scala di Glasgow: per valutare il livello di coscienza.

6. Educazione e supporto:

Riconoscere i segnali di allarme: educare i pazienti e i loro familiari a riconoscere i segnali di allarme di un problema neurologico.

Riabilitazione: le sequele neurologiche possono richiedere la riabilitazione motoria, la logopedia o la terapia occupazionale.

7. Preparazione del viaggio :
La rieducazione e la riabilitazione sono spesso necessarie dopo un evento neurologico acuto. Gli infermieri svolgono un ruolo centrale nel :

Assicurarsi che il paziente riceva i farmaci appropriati.

Coordinare l'assistenza con i professionisti della riabilitazione.

Un follow-up regolare con il neurologo.

Le sfide poste dalle patologie neurologiche acute richiedono un'assistenza specializzata e multidisciplinare. Grazie alla loro formazione e alla capacità di lavorare a stretto contatto con l'équipe medica, gli infermieri sono essenziali per garantire un'assistenza ottimale a questi pazienti, dalla valutazione iniziale fino alla riabilitazione.

Assistenza respiratoria acuta

Il sistema respiratorio, che si occupa di fornire l'ossigeno essenziale alle nostre cellule e di espellere l'anidride carbonica, può subire rapidamente un'interruzione. Le condizioni respiratorie acute possono essere fatali se non vengono trattate rapidamente. Gli infermieri per le cure acute sono spesso in prima linea quando si tratta di intervenire, valutare e monitorare i pazienti che soffrono di tali condizioni.

1. Comprendere i meccanismi :
Ogni condizione respiratoria ha le sue caratteristiche specifiche. Comprenderle è fondamentale per un trattamento adeguato.

- **Fisiologia respiratoria:** comprendere i principi fondamentali della ventilazione, della diffusione e della perfusione.
- **Interpretazione dei gas ematici:** valutare la saturazione di ossigeno, i livelli di CO_2 e l'equilibrio acido-base.

2. Sintomi comuni :
I disturbi respiratori spesso si manifestano con sintomi che richiedono una valutazione rapida.

- **Dispnea:** difficoltà a respirare, sensazione di soffocamento.
- **Cianosi:** scolorimento bluastro della pelle dovuto alla scarsa ossigenazione.
- **Stridore:** rumore respiratorio acuto che indica un'ostruzione delle vie aeree superiori.

3. Assistenza di emergenza:
Alcune situazioni richiedono un intervento immediato.

- **Arresto respiratorio: iniziare la** ventilazione assistita.

Edema polmonare: somministrazione di ossigeno, diuretici e talvolta ventilazione meccanica.

Asma acuta grave: somministrazione di broncodilatatori, corticosteroidi e ossigeno.

4. Tecniche di ventilazione:

Nei casi più gravi, può essere necessaria l'assistenza respiratoria.

Ventilazione non invasiva (NIV): Fornitura di ossigeno attraverso una maschera, senza intubazione.

Ventilazione meccanica invasiva: quando il paziente è intubato e collegato a un respiratore.

5. Farmaci comunemente usati:

Broncodilatatori: per aprire le vie respiratorie.

Corticosteroidi: per ridurre l'infiammazione polmonare.

Antibiotici: per le infezioni respiratorie.

6. Educazione e supporto:

Educazione all'igiene respiratoria: insegnare ai pazienti le tecniche di respirazione ed espettorazione.

Prevenzione delle infezioni : Vaccinazione e misure di barriera.

7. Preparazione del viaggio :

Gli infermieri svolgono un ruolo essenziale nella prevenzione della riospedalizzazione.

Consigli sull'osservanza dei farmaci.

Educazione al riconoscimento dei segni di aggravamento.

Coordinamento con il pneumologo e i professionisti della riabilitazione respiratoria.

L'assistenza respiratoria acuta evidenzia la delicatezza del nostro sistema respiratorio e l'importanza di un intervento rapido e appropriato. Grazie alla loro competenza, alle capacità di osservazione e all'impegno, gli infermieri della medicina acuta sono essenziali per garantire la migliore assistenza possibile ai pazienti con problemi respiratori.

Capitolo 22

GESTIONE EMERGENZE AMBIENTALI

Ipotermia e ipertermia

L'equilibrio termico del corpo umano è essenziale per il corretto funzionamento dei nostri sistemi e organi. Qualsiasi variazione significativa, che sia un calo o un aumento della temperatura corporea, può avere gravi conseguenze. Gli infermieri che si occupano di cure acute devono essere preparati a identificare e gestire rapidamente queste situazioni.

1. Comprendere i meccanismi :
L'omeostasi termica è un processo complesso che coinvolge numerosi meccanismi.

- **Regolazione termica:** il ruolo dell'ipotalamo, il principale regolatore della temperatura corporea.
- **Fattori esterni e interni:** influenza dell'ambiente, attività metabolica, infezioni, farmaci.

2. Ipotermia: il freddo che la mette a rischio

- **Cause e fattori di rischio:** esposizione prolungata al freddo, immersione in acqua fredda, ipoglicemia, traumi, alcune condizioni mediche.
- **Sintomi:** brividi, confusione, disturbi del ritmo cardiaco, debolezza.
- **Gestione:** riscaldamento progressivo, monitoraggio delle funzioni vitali, somministrazione di liquidi caldi, uso di coperte riscaldanti.
- **Complicazioni:** Arresto cardiaco, congelamento, insufficienza renale acuta.

3. Ipertermia: il calore che consuma

- **Cause e fattori di rischio:** ondate di calore, sforzi fisici intensi, alcuni farmaci, sindromi neurolettiche maligne.
- **Sintomi:** pelle calda e secca, confusione, convulsioni, tachicardia.
- **Trattamento:** raffreddamento rapido, idratazione, antipiretici, ventilazione.

Complicazioni: Disidratazione, insufficienza renale acuta, disturbi della coagulazione.

4. Interventi di routine :

Valutazione rapida: misurazione della temperatura corporea, valutazione dello stato di coscienza.

Gestione della disidratazione: somministrazione di liquidi per via endovenosa.

Monitoraggio: monitoraggio continuo della temperatura, della frequenza cardiaca e della pressione sanguigna.

5. Prevenzione :

Educazione del paziente: sensibilizzazione sui pericoli delle temperature estreme, sull'importanza di proteggersi dal freddo o dal caldo, sull'idratazione.

Consigli per le famiglie: Riconoscere i segni dell'ipotermia o dell'ipertermia e quando cercare aiuto medico.

L'ipotermia e l'ipertermia, sebbene di natura opposta, sono entrambe emergenze mediche che richiedono un'assistenza rapida e specializzata. Gli infermieri per acuti svolgono un ruolo chiave nell'identificare, trattare e prevenire questi disturbi termici, garantendo così il benessere e la sicurezza dei pazienti.

Morsi e punture di animali

Gli incontri involontari con la fauna selvatica, sia essa domestica o selvatica, possono talvolta provocare lesioni dolorose e potenzialmente gravi. Che si tratti di morsi di cane, di ragni o di attacchi da parte di altri animali, gli infermieri per le cure acute sono spesso i primi a intervenire per valutare e trattare queste lesioni.

1. Riconoscere i diversi tipi di lesioni:
Ogni animale ha un'anatomia e un comportamento distinti, che si riflettono nel tipo e nella gravità delle lesioni che può infliggere.

- **Morsi:** le conseguenze di zanne, becchi, ecc.
- **Punture:** punture, spine, pungiglioni.

2. Morsi comuni :

- **Morsi di cane:** Segni di infezione, importanza di una valutazione rapida, prevenzione.
- **Morsi di gatto:** aumento del rischio di infezione, approccio terapeutico.
- **Altri animali domestici e selvatici:** riconoscere e trattare le lesioni causate da roditori, serpenti e animali esotici.

3. Iniezioni comuni:

- **Insetti :** Api, vespe, zanzare, pulci, zecche.
- **Ragni :** Punture potenzialmente tossiche e relativi sintomi, gestione delle complicazioni.
- **Animali marini:** meduse, ricci di mare, razze.

4. Trattamento iniziale :

- **Valutazione:** ispezione della ferita, valutazione del dolore, controllo dello stato di vaccinazione (tetano).
- **Pulizia e disinfezione:** il modo migliore per prevenire le infezioni.
- **Trattamento sintomatico:** gestione del dolore, delle reazioni allergiche e dell'edema.

5. Potenziali complicazioni:

- **Infezioni:** sintomi, trattamento, prevenzione.
- **Reazioni allergiche: dalle** reazioni locali all'anafilassi.
- **Tossine e veleni:** antidoti e trattamenti specifici.

6. Prevenzione :

- **Educazione del paziente:** come evitare morsi e punture, comportamento sicuro.
- **Consigli per i proprietari di animali domestici:** addestramento, vaccinazioni, responsabilità.

I morsi e le punture di animali possono variare da semplici irritazioni a emergenze mediche. Una valutazione rapida e una gestione appropriata sono essenziali per ridurre al minimo le complicazioni. Gli infermieri per le cure acute, con le loro competenze ed esperienze, sono fondamentali nella gestione di questi incidenti, garantendo una risposta efficace e rassicurando i pazienti feriti.

Esposizione a sostanze tossiche e avvelenamento

Nel mondo della medicina acuta, l'avvelenamento e l'esposizione a sostanze tossiche rappresentano un numero significativo di ricoveri. Queste situazioni possono verificarsi a seguito di un incidente domestico, di un'ingestione deliberata in un contesto suicida o di un'esposizione professionale. Dalla rapida individuazione dei sintomi alla somministrazione di trattamenti specifici, gli infermieri svolgono un ruolo essenziale nel fornire assistenza.

1. Riconoscimento dell'esposizione tossica :
   - **Anamnesi dell'esposizione:** identificare la sostanza, la via di esposizione e il tempo trascorso.
   - **Sintomi iniziali:** i segni generalmente osservati dipendono dalla sostanza tossica ingerita o incontrata.
2. Tipi comuni di esposizione:
   - **Farmaci:** Overdose intenzionale o accidentale, interazioni farmacologiche.
   - **Prodotti per la casa:** detersivi, detergenti, insetticidi.
   - **Prodotti industriali:** esposizione professionale, inalazione di vapori tossici.
   - **Piante e funghi:** riconoscimento e sintomi specifici.
   - **Sostanze illegali :** Oppiacei, stimolanti, allucinogeni.

3. Valutazione clinica :

Triage e valutazione iniziale: segni vitali, stato neurologico, sintomi gastrointestinali.

Esami diagnostici: gas nel sangue, livelli tossici specifici, diagnostica per immagini.

4. Interventi terapeutici :

Decontaminazione: lavanda gastrica, somministrazione di carbone attivo, chelazione.

Supporto alle funzioni vitali: ventilazione, farmaci di supporto cardiovascolare, correzioni elettrolitiche.

Antidoti: L'uso specifico dipende dal veleno, ad esempio il Naloxone per le overdose da oppiacei.

5. Monitoraggio e sorveglianza :

Monitoraggio continuo: monitoraggio dei segni vitali, dello stato neurologico, delle funzioni renali ed epatiche.

Consulenza specialistica: coinvolgimento di un tossicologo o di un centro antiveleni.

6. Educazione e prevenzione :

Consigli per la casa: Conservazione sicura di farmaci e prodotti tossici.

Informazioni alla comunità: sensibilizzazione sui rischi, workshop, attività scolastiche.

7. Aspetti psicosociali :

Valutazione psichiatrica: per ingestioni volontarie o comportamenti autodistruttivi.

Supporto: incoraggiare i colloqui con assistenti sociali, psicologi o altri professionisti della salute mentale.

Di fronte a un avvelenamento o a un'esposizione tossica, gli infermieri svolgono un ruolo fondamentale. Che si tratti di valutare la situazione, di somministrare un trattamento appropriato o di sostenere il paziente e la sua famiglia, la loro presenza e le loro competenze sono fondamentali. La capacità di agire rapidamente ed efficacemente in queste situazioni può fare la differenza tra la vita e la morte, sottolineando l'importanza della formazione e della preparazione in questa particolare area della medicina acuta.

Capitolo 23

GESTIONE DELLE SITUAZIONI PSICHIATRICHE ACUTE

Valutazione dei pazienti psichiatrici

In un reparto medico per acuti, gli infermieri si trovano regolarmente di fronte a pazienti che presentano disturbi psichiatrici, sia di base che acuti. Una valutazione accurata ed empatica di questi pazienti è essenziale per garantire la loro sicurezza e il loro benessere, stabilendo al contempo un piano di assistenza adeguato.

1. Approccio iniziale :
    - **Un atteggiamento premuroso:** Stabilire un rapporto di fiducia è essenziale per raccogliere informazioni affidabili e per la sicurezza del paziente.
    - **Valutazione della sicurezza:** identificare i rischi immediati, come l'aggressività o i pensieri suicidi.
2. Storia dettagliata :
    - **Motivo della consultazione:** qual è il motivo principale della visita o del ricovero?
    - **Anamnesi psichiatrica:** episodi precedenti, trattamenti, ricoveri.
3. Valutazione dello stato mentale:
    - **Aspetto generale:** comportamento, abbigliamento, igiene.
    - **Comportamento:** Agitazione, apatia, tremori, posture insolite.
    - **Umore e affetti:** triste, euforico, piatto, labile.
    - **Discorsi:** velocità, coerenza, rilevanza.
    - **Pensiero:** coerenza, contenuto (deliri, allucinazioni).
    - **Percezione:** allucinazioni uditive, visive, olfattive e tattili.
    - Orientamento e consapevolezza: luogo, tempo, situazione.
    - **Memoria: a** breve termine, a lungo termine.
    - **Capacità cognitive:** attenzione, concentrazione, giudizio.
    - Ideazione suicida o omicida: presenza, piano, mezzi, antecedenti.

4. Indagine sulla storia passata:

Medico: malattie, trattamenti, interventi chirurgici.

Psichiatrico: disturbi precedenti, ricoveri, farmaci.

Sociale: situazione familiare e professionale, abitudini di vita.

5. Valutazione fisica :

Cercare i sintomi fisici: alcuni disturbi, come la depressione, possono essere accompagnati da sintomi fisici come stanchezza o mal di testa.

Esame neurologico: per escludere patologie organiche che possono simulare disturbi psichiatrici.

6. Pianificazione del piano di assistenza:

Stabilizzazione: garantire la sicurezza del paziente, trattare i sintomi acuti.

Rinvio: a seconda della gravità e della diagnosi, ricovero psichiatrico, consultazione specialistica o follow-up ambulatoriale.

7. Istruzione e consulenza:

Informazioni: spiegare la condizione del paziente e i trattamenti proposti.

Risorse: contatti utili, gruppi di supporto, strutture di aiuto.

La valutazione di un paziente psichiatrico in un ambiente acuto richiede sia competenze cliniche specifiche che la capacità di empatia e di ascolto. Gli infermieri sono spesso in prima linea in questa valutazione, svolgendo un ruolo cruciale nel rilevare i disturbi, garantire la sicurezza del paziente e fornire un'assistenza adeguata. È quindi essenziale che gli infermieri siano ben formati e che dispongano delle risorse necessarie per fornire il miglior supporto possibile a questi pazienti in momenti spesso difficili.

La gestione della crisi è legata ai disturbi disturbi dell'umore, psicosi e altri

Nel cuore dei servizi medici per acuti, gli infermieri si trovano spesso di fronte a pazienti che soffrono di disturbi dell'umore, psicosi o altre patologie psichiatriche che possono peggiorare improvvisamente. La gestione di queste crisi è fondamentale non solo per la sicurezza e il benessere del paziente, ma anche per il personale infermieristico e gli altri pazienti.

1. Comprendere i disturbi :
   - **Disturbi dell'umore:** come la depressione maggiore o il disturbo bipolare, dove i pazienti possono sperimentare una profonda tristezza, anedonia o, al contrario, un'eccessiva euforia.
   - **Psicosi:** come la schizofrenia, dove i pazienti possono manifestare allucinazioni, deliri o ritiro sociale.
   - **Disturbi d'ansia, disturbi di personalità e altri:** ogni patologia ha le proprie manifestazioni e i rischi associati.
2. Valutazione iniziale:
   - **Stabilire un contatto:** comunicare con calma, stabilendo un contatto visivo e usando il nome di battesimo del paziente.
   - **Valutare il livello di agitazione:** identificare i segni di aggressività o pericolosità.
3. Tecniche di de-escalation :
   - **Ascolto attivo:** convalidare i sentimenti del paziente senza necessariamente convalidare le sue illusioni o allucinazioni.
   - **Spazio personale:** rispettare la bolla personale del paziente, assicurandosi che ci sia un'uscita accessibile.

Suggerisca delle soluzioni: ad esempio una stanza tranquilla, dei farmaci o un incontro con uno specialista.

4. Uso di farmaci:

Ansiolitici o sedativi: Vengono utilizzati per calmare un paziente molto agitato o aggressivo.

Antipsicotici: se il paziente presenta sintomi psicotici acuti.

Stabilizzatori dell'umore: in caso di episodio maniacale in un paziente bipolare.

5. Misure di sicurezza :

Isolamento del paziente: In una stanza sicura, se necessario, per la sua sicurezza e quella degli altri.

Contenzione fisica: come ultima risorsa, con l'autorizzazione del medico e sempre nel rispetto della dignità del paziente.

6. Valutazione approfondita:

Storia passata: Capire il contesto dell'attacco, i farmaci assunti, l'aderenza al trattamento, ecc.

Potenziali fattori scatenanti: eventi della vita, sostanze utilizzate, ecc.

7. Pianificazione del piano di assistenza:

Riferimento specialistico: ricovero in un'unità psichiatrica, consultazione con uno psichiatra o uno psicologo.

Monitoraggio regolare: per evitare ricadute e garantire un'assistenza completa.

8. Educazione e consapevolezza:

Terapie: incoraggiare i pazienti a partecipare a terapie, gruppi di sostegno o workshop.

Farmaci: spiegare l'importanza dell'aderenza al trattamento e i potenziali effetti collaterali.

Quando si trovano di fronte a crisi psichiatriche acute, gli infermieri devono agire con rapidità, abilità e compassione. La chiave è bilanciare l'urgenza della situazione con il rispetto della dignità del paziente. Ciò richiede una formazione adeguata, risorse appropriate e la capacità di lavorare come parte di un team. Ogni crisi è unica, ma con le giuste competenze e il giusto approccio, gli infermieri possono fare una differenza significativa nella vita dei loro pazienti.

Gestione dei pazienti con tendenze suicide

L'incontro con un paziente suicida è una delle sfide più delicate e complesse che gli operatori sanitari possono affrontare nella medicina acuta. La potenziale gravità e l'urgenza della situazione richiedono un'assistenza immediata, meticolosa e compassionevole.

1. Valutazione iniziale :
   - **Stabilire un rapporto di fiducia:** adottare un approccio calmo, non giudicante ed empatico per incoraggiare i pazienti ad esprimersi.
   - **Determinare il rischio:** fare domande dirette sull'ideazione suicida, sui piani, sui mezzi e sulle intenzioni. Cercare di capire se ci sono stati tentativi precedenti o una storia familiare.
2. La sicurezza prima di tutto:
   - **Rimozione delle attrezzature: Si assicuri** che il paziente non abbia accesso a potenziali oggetti taglienti, farmaci o altri ausili.
   - **Monitoraggio continuo:** i pazienti ad alto rischio possono richiedere un monitoraggio costante per garantire la loro sicurezza.
3. Indagine sui fattori scatenanti:
   - **Eventi di vita recenti:** Perdite, rotture, fallimenti professionali o accademici, traumi, ecc.
   - **Condizioni psicopatologiche:** depressione, disturbi della personalità, psicosi, disturbi d'ansia, dipendenza, ecc.

4. Supporto farmacologico :

Farmaci psicotropi: Possono essere prescritti alcuni antidepressivi, ansiolitici o antipsicotici, a seconda della condizione di base.

Monitoraggio degli effetti collaterali: alcuni farmaci possono aumentare temporaneamente il rischio di suicidio, soprattutto nei giovani.

5. Collaborazione interprofessionale :

Consulenza psichiatrica: spesso è necessaria una valutazione più approfondita da parte di uno psichiatra.

Collegamento in rete: psicologi, assistenti sociali, consulenti, terapeuti e la famiglia possono tutti svolgere un ruolo cruciale nel fornire assistenza.

6. Elaborazione di un piano di sicurezza :

Evitare l'isolamento: incoraggiare il paziente a rimanere circondato da familiari e amici fidati.

Contatto di emergenza: si assicuri che il paziente abbia accesso ai numeri di emergenza o alle risorse in caso di crisi.

7. Guida e follow-up :

Ricovero: nei casi ad alto rischio, può essere necessario il ricovero in un'unità psichiatrica.

Follow-up regolare: i primi giorni e le prime settimane dopo l'attacco sono cruciali. Si assicuri che il paziente sia sottoposto a un attento monitoraggio medico e psicologico.

8. Educazione e prevenzione :

Eviti l'alcol e le droghe: queste sostanze possono esacerbare i pensieri suicidi.

Incoraggiare le persone a parlare: sottolineare l'importanza di parlare delle emozioni e dei pensieri, senza giudicare o stigmatizzare.

La gestione di un paziente suicida richiede un approccio olistico, incentrato sulla sicurezza, sulla valutazione del rischio e sul supporto continuo. Ogni paziente è unico e una profonda comprensione delle sue sfide personali e mediche è essenziale. Nella medicina acuta, i professionisti devono essere armati di competenze, conoscenze e compassione per attraversare questi momenti delicati, sempre nella speranza di proteggere e salvare vite umane.

Capitolo 24

CHIRURGIA D'EMERGENZA

Il ruolo dell'infermiere nella preparazione chirurgica

La preparazione chirurgica è una fase cruciale per garantire che l'operazione si svolga senza problemi e per ridurre al minimo le complicazioni post-operatorie. L'infermiere svolge un ruolo centrale in questo processo, fungendo da collegamento tra il paziente, la famiglia e il team medico-chirurgico.

1. Valutazione preoperatoria :

   Raccolta dei dati: L'infermiere raccoglie l'anamnesi, le allergie, i farmaci attuali, l'anamnesi chirurgica e altre informazioni rilevanti per valutare il rischio chirurgico.

   Esame fisico: sebbene breve, questo esame fornisce informazioni vitali sulle condizioni del paziente prima dell'intervento.

2. Educazione del paziente:

   Informazioni sulla procedura: l'infermiera spiega la natura della procedura, come viene eseguita, i rischi associati e il processo di recupero.

   Preparazione mentale: l'infermiere offre un supporto emotivo, risponde alle domande e dissipa le preoccupazioni del paziente.

3. Preparazione fisica :

   Digiuno: l'infermiere si assicura che il paziente comprenda e rispetti le istruzioni sul digiuno prima dell'intervento.

   Preparazione della pelle: a seconda dell'intervento, può essere necessaria la disinfezione o la rasatura della pelle.

   Farmaci: somministrazione di farmaci preoperatori come antisettici, antibiotici profilattici o ansiolitici.

4. Controlli amministrativi:

Consenso informato: l'infermiere si assicura che il paziente abbia compreso appieno la procedura e i suoi rischi e che abbia firmato il modulo di consenso.

Coordinamento con l'équipe: l'infermiera conferma il programma dell'intervento, il tipo di anestesia e qualsiasi altro dettaglio logistico.

5. Supporto emotivo :

Sostegno: l'infermiere rassicura il paziente e la sua famiglia, offrendo loro uno spazio per esprimere le proprie paure o preoccupazioni.

6. Anticipare le esigenze post-operatorie:

Educazione: l'infermiere informa il paziente sull'assistenza post-operatoria, sulla gestione del dolore, sulla mobilizzazione, sull'alimentazione, ecc.

Preparazione dei dispositivi: Assicura che tutte le apparecchiature necessarie per l'assistenza post-operatoria (drenaggi, cateteri, pompe di analgesia, ecc.) siano pronte e funzionanti.

7. Coordinamento con l'équipe chirurgica:

Comunicazione: l'infermiere funge da collegamento tra il paziente, l'anestesista, il chirurgo e qualsiasi altro membro del team, assicurando una transizione fluida dal paziente alla sala operatoria.

L'infermiere addetto alla preparazione chirurgica è un pilastro essenziale del processo chirurgico. La loro capacità di valutare, educare, sostenere e coordinare assicura non solo il buon svolgimento dell'operazione, ma anche il benessere e la sicurezza del paziente. Questa multifunzionalità riflette la complessità e la ricchezza della professione infermieristica chirurgica.

Assistenza post-operatoria immediata

Dopo l'intervento chirurgico, l'assistenza post-operatoria immediata è essenziale per assicurare che i pazienti si riprendano rapidamente, prevenire le complicazioni e garantire la loro sicurezza. Questa assistenza, spesso somministrata nella sala di rianimazione o nell'unità di terapia intensiva, richiede un'attenzione e un monitoraggio continui.

1. Segni vitali :
    - **Segni vitali:** monitoraggio regolare di pressione sanguigna, polso, respirazione e temperatura.
    - **Saturazione di ossigeno:** monitoraggio della SpO2 per rilevare qualsiasi ipossia post-operatoria.
2. Valutazione neurologica:
    - **Consapevolezza:** controlli regolari del livello di consapevolezza, orientamento e capacità di rispondere a comandi semplici.
    - **Riflessi pupillari: vengono** controllati per garantire una perfusione cerebrale e una funzione adeguate.
3. Gestione del dolore :
    - **Valutazione:** l'infermiere valuta regolarmente il dolore del paziente utilizzando scale standardizzate.
    - **Farmaci:** somministrazione degli analgesici prescritti e adeguamento in base alla valutazione del dolore.
4. Monitoraggio della funzione respiratoria :
    - **Osservazione:** monitoraggio della frequenza e della profondità della respirazione, nonché dello sforzo respiratorio.
    - **Auscultazione:** ascolto dei suoni del respiro per rilevare anomalie come crepitii o sibilanti.
5. Monitoraggio della funzione cardiovascolare :
    - **Monitoraggio:** monitoraggio continuo dell'elettrocardiogramma per rilevare aritmie o segni di ischemia.

Verifica della colorazione, della temperatura e della perfusione capillare delle estremità.

6. Monitoraggio del sito chirurgico:

Ispezione: controllo visivo per verificare la presenza di emorragie, ematomi o infezioni.

Drenaggi e cateteri: monitoraggio del flusso e dell'aspetto dei flussi.

7. Monitoraggio della funzione renale :

Diuresi: misurazione regolare della quantità e dell'aspetto dell'urina.

Catetere urinario: controllo del funzionamento e prevenzione delle infezioni associate.

8. Idratazione e bilancio elettrolitico :

Somministrazione: monitoraggio delle infusioni endovenose, controllando la portata e il sito di infusione.

Rapporti: tenere registri aggiornati dei liquidi assunti e prelevati e anticipare le esigenze di idratazione.

9. Valutazione gastrointestinale:

Nausea e vomito: Prevenzione e trattamento della nausea post-operatoria.

Percezione dei suoni intestinali: l'auscultazione per valutare il ritorno della motilità intestinale.

10. Comunicazione :

Rassicurazione: rassicurare i pazienti, informandoli del successo dell'operazione e rispondendo alle loro domande.

Transizione: preparazione del paziente per il trasferimento a un'unità di cura o alla sua stanza.

L'assistenza post-operatoria immediata richiede competenza, attenzione e azione rapida. Gli infermieri si posizionano come primi soccorritori, anticipando e gestendo le potenziali complicazioni, offrendo al contempo un supporto emotivo al paziente che ha appena subito un'operazione. Questo è un momento cruciale in cui abilità, compassione e collaborazione si combinano per garantire il miglior risultato per il paziente.

Gestione delle complicazioni chirurgiche

Un intervento chirurgico, per quanto eseguito con cura, comporta inevitabilmente il rischio di complicazioni. Queste complicazioni possono insorgere durante l'operazione stessa o nel periodo post-operatorio. Una gestione tempestiva ed efficace di queste complicazioni è essenziale per ridurre al minimo gli effetti collaterali e massimizzare le possibilità di recupero completo del paziente.

1. Emorragia post-operatoria :
   - **Riconoscimento:** un calo improvviso della pressione sanguigna, tachicardia, pallore e debolezza possono indicare un'emorragia.
   - **Intervento:** l'infermiere deve allertare immediatamente l'équipe chirurgica, interrompere qualsiasi anticoagulante, somministrare liquidi per via endovenosa e preparare il paziente a eventuali indagini o a un nuovo intervento.
2. Infezione del sito chirurgico:
   - **Riconoscimento:** arrossamento, calore, dolore, gonfiore e secrezione purulenta dal sito chirurgico sono segni tipici.
   - **Intervento:** pulire la ferita, prelevare campioni per l'analisi batteriologica, somministrare antibiotici come prescritto e monitorare attentamente.
3. Tromboembolismo venoso:
   - **Riconoscimento:** dolore, gonfiore e arrossamento di un arto sono segni di trombosi venosa profonda. Un'embolia polmonare può manifestarsi con dispnea, dolore toracico e sincope.

Intervento: immobilizzazione del paziente, somministrazione di anticoagulanti, monitoraggio stretto ed eventualmente esplorazione per immagini.

4. Isola post-operatoria :

Riconoscimento: assenza di suoni intestinali, distensione addominale, vomito e assenza di gas o feci.

Intervento: mantenimento del digiuno, aspirazione gastrica e stretto monitoraggio.

5. Deiscenza o eviscerazione della ferita:

Riconoscimento: separazione dei bordi della ferita, eventualmente con protrusione degli organi interni.

Intervento: coprire la ferita con una medicazione sterile umida, mettere il paziente in posizione semi-seduta e avvisare immediatamente l'équipe chirurgica.

6. Complicazioni polmonari :

Riconoscimento: dispnea, cianosi, dolore toracico e respiro ridotto o assente possono indicare pneumotorace, atelettasia o polmonite.

Intervento: ossigenoterapia, fisioterapia respiratoria, antibiotici se necessario ed eventualmente toracocentesi.

7. Complicazioni renali :

Riconoscimento: emissione di urina diminuita o assente, gonfiore, creatinina sierica elevata.

Intervento: idratazione, adeguamento dei farmaci, monitoraggio stretto ed eventualmente dialisi.

8. Complicazioni neurologiche :

Riconoscimento: cambiamenti di coscienza, debolezza, paralisi, difficoltà a parlare.

Intervento: monitoraggio neurologico regolare, scansione cerebrale o risonanza magnetica, adeguamento dei farmaci.

Il riconoscimento precoce e la gestione efficace delle complicanze chirurgiche sono essenziali per garantire la sicurezza del paziente. L'infermiere svolge un ruolo centrale, essendo spesso il primo a identificare una complicanza. Una comunicazione efficace con l'équipe chirurgica, una conoscenza approfondita dei segnali di allarme e una risposta rapida possono fare la differenza tra un esito favorevole e uno tragico.

Capitolo 25

ASSISTENZA INFERMIERISTICA IN UNA SITUAZIONE DI PANDEMIA

Preparazione e risposta alle pandemie

Nel mondo moderno, le pandemie possono diffondersi rapidamente a causa della densità della popolazione e della maggiore mobilità delle persone. La storia recente, con la pandemia COVID-19, ne è un esempio lampante. La preparazione e la risposta alle pandemie sono essenziali per ridurre al minimo l'impatto sulla salute pubblica e sull'economia.

1. Valutazione e monitoraggio :
   - **Riconoscimento precoce: i** sistemi di sorveglianza epidemiologica devono essere messi in atto per rilevare rapidamente le nuove infezioni o i cambiamenti nelle tendenze patologiche esistenti.
   - **Raccolta dati:** Assicurare una raccolta dati rapida e accurata per comprendere la natura e la diffusione della malattia.

2. Pianificazione e coordinamento:
   - **Pianificazione di emergenza:** ogni Paese deve avere un piano di emergenza dettagliato per affrontare una pandemia, comprese le risorse necessarie, le procedure e i ruoli.
   - **Coordinamento: una** comunicazione fluida tra governi, organizzazioni sanitarie e settore privato è fondamentale per una risposta unificata ed efficace.

3. Risorse mediche :
   - **Scorte:** è fondamentale fare scorte di medicinali, vaccini (se disponibili), dispositivi di protezione personale e respiratori.
   - **Infrastruttura :** Preparare ospedali da campo, unità di isolamento e aumentare la capacità degli ospedali esistenti.

4. Educazione e comunicazione:
   - **Informazione al pubblico:** utilizzare tutti i canali disponibili per informare il pubblico sui sintomi, le modalità di trasmissione e le misure preventive.

Formazione degli operatori sanitari: assicurarsi che tutto il personale medico sia adeguatamente formato per riconoscere, trattare e prevenire la trasmissione.

5. Misure di salute pubblica :

Isolamento e quarantena: isolare rapidamente le persone infette e, se necessario, mettere in quarantena le aree colpite.

Allontanamento sociale: in caso di trasmissione rapida, attuare misure di allontanamento sociale, tra cui la chiusura di scuole e luoghi di lavoro e l'annullamento di eventi pubblici.

Viaggi: regolamentare, limitare o addirittura vietare i viaggi da e verso le aree colpite.

6. Ricerca e sviluppo :

Ricerca: realizzare studi per comprendere la malattia, il modo in cui si trasmette e il suo impatto.

Sviluppo: investire nella ricerca per sviluppare trattamenti e vaccini.

7. Supporto psicosociale :

Supporto mentale: riconoscere che le pandemie possono avere un forte impatto psicologico sulle persone e mettere in atto sistemi di supporto.

Comunità: incoraggiare gli atti di solidarietà e di aiuto reciproco della comunità per superare insieme la crisi.

8. Valutazione post-pandemia :

Revisione: una volta che la pandemia è sotto controllo, effettuare una revisione completa delle azioni intraprese per identificare le aree di miglioramento.

Prepararsi per il futuro: Utilizzare le lezioni apprese per rafforzare la preparazione e la risposta alle future pandemie.

Prepararsi e rispondere a una pandemia richiede un coordinamento senza precedenti a tutti i livelli della società. Anticipazione, flessibilità e solidarietà sono essenziali per ridurre al minimo l'impatto sulla salute e sull'economia. Sebbene ogni pandemia presenti le proprie sfide, i principi fondamentali della preparazione e della risposta rimangono costanti.

Protezione personale e prevenzione della trasmissione

La protezione personale e la prevenzione della trasmissione sono fondamentali in qualsiasi ambiente sanitario, ma diventano ancora più essenziali nella medicina acuta, dove la velocità degli interventi e la gravità dei casi possono aumentare il rischio di esposizione agli agenti infettivi.

1. La barriera cutanea :
La pelle è la nostra prima linea di difesa contro le infezioni. Agisce come una barriera protettiva, impedendo la penetrazione di microrganismi patogeni. L'integrità di questa barriera deve essere mantenuta e qualsiasi ferita o taglio deve essere trattato immediatamente.

2. Dispositivi di protezione personale (DPI) :
- **Guanti:** Devono essere indossati ogni volta che c'è un contatto con sangue, fluidi corporei, membrane mucose o pelle non intatta. Devono essere cambiati tra un paziente e l'altro.
- **Maschere e respiratori:** riducono il rischio di inalare agenti infettivi. La scelta della maschera chirurgica o del respiratore dipende dalla valutazione del rischio.
- **Camici, grembiuli e tute:** Proteggono gli assistenti dagli schizzi di fluidi corporei.
- **Protezione degli occhi: gli** occhiali o gli schermi facciali sono essenziali quando è possibile che si verifichino degli schizzi.

3. Igiene delle mani :
Uno dei modi più efficaci per prevenire la trasmissione è il lavaggio regolare e accurato delle mani con acqua e sapone o l'uso di disinfettanti a base di alcol. Le mani devono essere lavate prima e dopo ogni interazione con un paziente, dopo aver tolto i DPI, dopo aver usato la toilette e prima di mangiare.

4. Etichetta respiratoria :
Tossire o starnutire in un fazzoletto o nel gomito, evitare di toccarsi il viso e lavarsi le mani immediatamente dopo aver tossito o starnutito aiutano a prevenire la diffusione delle infezioni respiratorie.

5. Manipolazione e smaltimento dei rifiuti medici:
I rifiuti medici potenzialmente contaminati devono essere trattati con cura e smaltiti in conformità alle linee guida sanitarie.

6. Pulizia e disinfezione :
Le superfici, soprattutto quelle che vengono toccate di frequente, devono essere pulite e disinfettate regolarmente. Gli strumenti medici devono essere adeguatamente sterilizzati.

7. Formazione e consapevolezza :
La formazione regolare del personale sull'uso corretto dei DPI, sull'igiene delle mani e sulle procedure di prevenzione è essenziale.

8. Vaccinazione :
La vaccinazione del personale medico contro le comuni malattie trasmissibili è un'altra strategia di prevenzione fondamentale.

9. Sorveglianza delle infezioni nosocomiali :
Deve essere messo in atto un sistema di sorveglianza per identificare rapidamente eventuali focolai di infezione all'interno della struttura e prendere le misure appropriate.

La protezione personale e la prevenzione della trasmissione sono elementi fondamentali della pratica medica. Mettendo in atto misure rigorose e garantendone l'osservanza, le strutture sanitarie possono proteggere sia il personale medico che i pazienti, assicurando al contempo la massima qualità dell'assistenza.

Supporto psicologico per i pazienti, le famiglie e il personale

La natura urgente e spesso inaspettata della medicina acuta genera un alto livello di stress non solo per i pazienti, ma anche per le loro famiglie e il personale infermieristico. La gestione di questa pressione richiede una solida infrastruttura di supporto psicologico.

1. Per i pazienti :
Sostegno emotivo: all'arrivo, i pazienti sono spesso sopraffatti dalla paura e dall'ansia. Stabilire un rapporto di fiducia, essere disponibili all'ascolto e condividere informazioni chiare può alleviare questi sentimenti.
Gestione del dolore: oltre al dolore fisico, i pazienti possono provare anche dolore emotivo. La valutazione olistica del dolore e gli interventi appropriati possono offrire un reale sollievo.
Disponibilità di servizi psicologici: psicologi e consulenti devono essere facilmente accessibili per fornire un supporto adeguato.

2. Per le famiglie :

Sale d'attesa tranquillizzanti: Queste aree devono essere progettate per offrire un ambiente tranquillo, con informazioni disponibili sulla cura del paziente.

Aggiornamenti regolari: una comunicazione trasparente e regolare con le famiglie riduce la loro ansia e crea fiducia.

Gruppi di sostegno: i gruppi di discussione o i workshop possono aiutare le famiglie a condividere le loro esperienze e a trovare un sostegno reciproco.

3. Per il personale :

Supervisione e supporto: le équipe dovrebbero avere sessioni di supervisione regolari per discutere i casi difficili, condividere i sentimenti e cercare soluzioni collettivamente.

Programmi di benessere: Attività come lo yoga, la meditazione o i workshop sulla gestione dello stress possono essere utili.

Accesso a consulenti o psicologi: di fronte a situazioni traumatiche, il personale può avere bisogno di sessioni individuali.

Formazione continua: la formazione sulla gestione della comunicazione, sulla de-escalation dei conflitti o sulla gestione dello stress può fornire al personale ulteriori strumenti.

Eventi di squadra: l'organizzazione di eventi di integrazione o di attività ricreative può rafforzare i legami all'interno del team e offrire momenti di relax.

Il supporto psicologico nella medicina per acuti è un pilastro essenziale per garantire la qualità dell'assistenza e il benessere di tutti. Le istituzioni mediche, consapevoli dell'impatto emotivo e psicologico dell'ambiente acuto, devono mettere in atto solidi meccanismi di supporto per i pazienti, le loro famiglie e il personale.

Capitolo 26

PROGRESSI
E
RICERCA
IN MEDICINA
ACUTA

Le ultime scoperte
e i progressi nell'assistenza agli acuti

Il mondo della medicina è in continua evoluzione e la medicina per acuti non fa eccezione. Grazie ai progressi tecnologici, alle nuove ricerche e ai protocolli migliorati, il campo delle cure acute è in costante trasformazione per migliorare la qualità delle cure offerte ai pazienti.

1. Tecnologie avanzate di imaging medico:
I progressi nella diagnostica per immagini, come l'ecografia point-of-care e le scansioni più rapide, consentono ai medici di diagnosticare in modo più accurato e rapido, riducendo il tempo necessario per somministrare un trattamento adeguato.

2. Intelligenza artificiale e analisi dei dati:
L'AI viene sempre più utilizzata per anticipare le potenziali complicazioni dei pazienti, analizzando dati complessi in tempo reale. Questo migliora l'efficienza dell'assistenza e la prevenzione di situazioni critiche.

3. Telemedicina :
Sebbene la telemedicina fosse già in aumento, la pandemia COVID-19 ne ha incrementato l'uso. Consente la valutazione a distanza, che è essenziale per le regioni remote o quando le unità di cura per acuti sono sovraccariche.

4. Terapie mirate e medicina personalizzata:
La comprensione dei meccanismi molecolari e genetici delle malattie ha portato allo sviluppo di terapie più mirate. I trattamenti possono ora essere adattati alla genetica del paziente, migliorando l'efficacia e riducendo gli effetti collaterali.

5. Nuovi farmaci e trattamenti:
I progressi farmacologici, come gli anticoagulanti diretti e i nuovi antibiotici, stanno arricchendo l'arsenale terapeutico dei medici di medicina acuta.

6. Formazione basata sulla simulazione:
I centri di simulazione sono in aumento e offrono al personale medico un ambiente in cui allenarsi a gestire situazioni di emergenza senza rischi per i pazienti.

7. Protocolli migliorati per la sepsi:
Studi recenti hanno perfezionato i protocolli di gestione della sepsi, riducendo la mortalità associata a questa condizione.

8. Approcci multidisciplinari :
L'assistenza integrata, che coinvolge diversi specialisti fin dall'inizio, è sempre più favorita per fornire un'assistenza completa e ottimale.

I progressi nella medicina per acuti testimoniano la capacità del settore medico di adattarsi ed evolversi di fronte alle nuove sfide. Queste scoperte e innovazioni non fanno solo progredire la scienza, ma salvano vite umane, migliorano la qualità di vita dei pazienti e aumentano l'efficienza dei team medici. La chiave sta nella formazione continua degli operatori sanitari, per mantenerli all'avanguardia di questi sviluppi.

Partecipare alla ricerca clinica come infermiera

La ricerca clinica è essenziale per far progredire la scienza medica e migliorare la qualità dell'assistenza ai pazienti. Gli infermieri, al centro dell'assistenza al paziente, svolgono un ruolo chiave nell'implementazione, nel monitoraggio e talvolta anche nella progettazione di questi studi. La loro partecipazione attiva alla ricerca clinica apporta un innegabile valore aggiunto.

1. Il ruolo dell'infermiere nella ricerca clinica:

a. Reclutamento e consenso del paziente:

Grazie al loro stretto rapporto con i pazienti, gli infermieri svolgono un ruolo chiave nel reclutamento dei pazienti per gli studi clinici. Spesso sono il primo punto di contatto per spiegare gli obiettivi, i benefici e i rischi potenziali di uno studio e per ottenere il consenso informato.

b. Raccolta dei dati:

L'infermiere è responsabile della raccolta regolare e accurata dei dati clinici. Ciò può includere il rilevamento dei segni vitali, la raccolta di campioni biologici o la documentazione degli effetti collaterali.

c. Somministrazione del trattamento:

Nelle sperimentazioni farmacologiche, l'infermiere è spesso responsabile della somministrazione del trattamento, sia che si tratti di un nuovo farmaco o di un nuovo dosaggio.

d. Valutazione e monitoraggio:

L'infermiera monitora i pazienti per tutta la durata dello studio, valutando la loro risposta al trattamento e monitorando eventuali effetti collaterali.

e. Educazione e comunicazione:

L'infermiera istruisce i pazienti sui protocolli dello studio, risponde alle loro domande e funge da collegamento tra il paziente e il team di ricerca.

2. Vantaggi per l'infermiere:

a. Sviluppo professionale :

Partecipare alla ricerca clinica offre un'opportunità unica di conoscere gli ultimi progressi in campo medico e di acquisire nuove competenze.

b. Contributo alla scienza:

Partecipando alla ricerca, gli infermieri contribuiscono direttamente a migliorare l'assistenza e a far progredire la scienza medica.

c. Diversità di ruolo:
La ricerca clinica può offrire un gradito cambiamento rispetto alla solita routine, con nuove sfide e responsabilità.

3. Le sfide :
a. Etica :
Gli infermieri devono sempre garantire il rispetto dei diritti e della sicurezza dei pazienti, in conformità con i principi etici della ricerca.
b. Carico di lavoro :
La ricerca può aggiungere un ulteriore livello di responsabilità, richiedendo una gestione efficace del tempo e delle priorità.
c. Formazione continua :
La ricerca clinica è un campo in costante evoluzione, che richiede un aggiornamento regolare delle conoscenze.

Gli infermieri, grazie alla loro vicinanza ai pazienti, alla loro competenza clinica e alla loro dedizione, sono protagonisti della ricerca clinica. Anche se questo può presentare delle sfide, l'impatto positivo sulla qualità dell'assistenza, l'opportunità di sviluppo professionale e il contributo alla scienza la rendono un'esperienza gratificante.

Integrare nuove pratiche nell'assistenza di routine

Nel corso degli anni, i progressi della ricerca medica, gli sviluppi tecnologici e i feedback hanno portato alla nascita di nuove pratiche sanitarie. Se integrate correttamente, queste nuove metodologie possono migliorare l'efficacia dei trattamenti, la qualità dell'assistenza e persino il benessere dei pazienti e degli operatori sanitari. Ma come vengono adottate e integrate queste nuove pratiche nell'assistenza di routine?

1. Valutazione di nuove pratiche:
a. Convalida scientifica :

Prima di essere adottata su larga scala, qualsiasi nuova pratica deve essere sottoposta a una valutazione rigorosa, spesso attraverso studi clinici, per garantirne l'efficacia e la sicurezza.

b. Confronto con le pratiche attuali:

È fondamentale confrontare il nuovo approccio con i metodi esistenti per determinare se offre un reale miglioramento.

2. Formazione e istruzione :
a. Formazione continua :

Gli operatori sanitari, come medici, infermieri e tecnici, devono essere formati ai nuovi metodi. Questo spesso comporta workshop, seminari e sessioni di formazione pratica.

b. Sensibilizzazione:

È inoltre fondamentale informare i pazienti e le loro famiglie, se necessario, sui nuovi metodi e su ciò che possono aspettarsi.

3. Implementazione graduale:
a. Driver e programmi di test :

Prima di un'adozione diffusa, le nuove pratiche possono essere testate in un ambiente controllato, ad esempio in un particolare reparto o ospedale.

b. Feedback :

I primi utilizzi forniranno un feedback che sarà essenziale per perfezionare e regolare la pratica.

4. Adattare le infrastrutture :
a. Attrezzatura e tecnologia :

Se una nuova pratica richiede l'uso di nuove tecnologie o apparecchiature, sarà fondamentale garantire che le strutture mediche siano attrezzate di conseguenza.

b. Protocolli e linee guida:

Potrebbe essere necessario aggiornare i protocolli e le linee guida mediche standard per incorporare il nuovo metodo.

5. Valutazione continua:
a. Risultati del monitoraggio :
Anche dopo l'adozione di una nuova pratica, è essenziale continuare a monitorare e valutare i suoi risultati per garantire che continui a portare benefici ai pazienti.
b. Adattabilità:
Gli operatori sanitari devono rimanere flessibili e pronti ad aggiustare o modificare la pratica, se necessario, in base ai risultati o alle nuove informazioni.

L'integrazione di nuove pratiche nell'assistenza di routine è un processo complesso che richiede un'attenta valutazione, una formazione adeguata e un'accurata implementazione. Tuttavia, con un impegno verso l'eccellenza clinica e il benessere del paziente, queste innovazioni possono portare a un'assistenza migliore e a risultati migliori per i pazienti.

Capitolo 27

SVILUPPO DELLA CARRIERA E FORMAZIONE CONTINUA

Specializzazioni in medicina per acuti

La medicina acuta è un campo ampio che comprende la gestione dei pazienti con condizioni improvvise, spesso pericolose per la vita. Sebbene la medicina acuta in sé sia una specialità, comprende una serie di sottospecialità che dipendono dalle esigenze specifiche dei pazienti e dalle competenze necessarie per trattarli. Queste sottospecialità richiedono una formazione supplementare e competenze specifiche per garantire un'assistenza ottimale al paziente.

1. Medicina d'urgenza
La medicina d'urgenza si concentra sulla valutazione e sul trattamento immediato dei pazienti che si presentano al pronto soccorso. Ciò richiede competenze nel triage, nella diagnosi rapida e nel trattamento di un'ampia gamma di condizioni.

2. Rianimazione medica
Gli intensivisti lavorano in terapia intensiva, trattando i pazienti più gravemente malati o feriti. Gestiscono casi complessi che richiedono un monitoraggio e un intervento continui.

3. Cardiologia interventistica acuta
Questo sottocampo si occupa delle emergenze cardiache, come l'infarto del miocardio, utilizzando tecniche interventistiche per ripristinare il flusso sanguigno.

4. Neurologia d'urgenza
I neurologi d'urgenza sono specializzati nel trattamento di emergenze come ictus, emorragie e lesioni cerebrali.

5. Traumatologia
I traumatologi trattano le lesioni gravi derivanti da incidenti, cadute o violenza. Possono includere fratture complesse, lesioni interne e traumi multipli.

6. Pediatria d'urgenza

La pediatria d'urgenza si concentra sulla gestione delle emergenze mediche nei bambini, dai neonati agli adolescenti.

7. Tossicologia d'emergenza

Questa specialità si occupa di avvelenamenti, overdose ed esposizione a sostanze pericolose, che spesso richiedono un intervento rapido per evitare danni o la morte.

8. Emergenze ostetriche e ginecologiche

Specializzato nelle emergenze relative alla gravidanza, al parto e alle condizioni ginecologiche.

9. Psichiatria d'urgenza

Gestione di crisi psichiatriche acute, come episodi psicotici, tentativi di suicidio o emergenze di salute mentale.

10. Medicina geriatrica acuta

Si concentra sulle esigenze uniche dei pazienti anziani che possono presentare sintomi atipici e avere molteplici co-morbilità.

La medicina acuta, per sua natura, richiede un'azione rapida, un processo decisionale preciso e competenze specifiche. Le sottospecialità sopra menzionate forniscono un approccio più mirato e specializzato per affrontare le varie emergenze mediche. Con il continuo sviluppo della medicina e della tecnologia, è probabile che emergeranno nuove sottospecialità per rispondere alle mutate esigenze della popolazione.

Importanza della formazione continua

Nel mondo in continua evoluzione della salute e della medicina, la formazione continua gioca un ruolo chiave nel garantire l'erogazione di cure di alta qualità, sicure ed efficaci. La formazione continua non è solo un requisito normativo per molti professionisti della sanità, ma è anche fondamentale per il loro sviluppo professionale e personale. Ecco perché la formazione continua è così importante:

1. Aggiornamento delle conoscenze
La ricerca medica si evolve a un ritmo rapido. Emergono costantemente nuovi studi, tecniche, protocolli e farmaci. La formazione continua consente agli operatori sanitari di tenersi aggiornati sugli ultimi progressi, assicurando che i pazienti beneficino dei trattamenti più recenti ed efficaci.

2. Potenziamento delle competenze
Oltre ad acquisire nuove conoscenze, la formazione continua offre l'opportunità di perfezionare le competenze esistenti e di apprenderne di nuove, sia cliniche che amministrative o interpersonali.

3. Migliorare la sicurezza del paziente
Gli errori medici possono avere conseguenze gravi. Una formazione regolare sulle migliori prassi, sui protocolli di sicurezza e sull'uso appropriato delle apparecchiature può ridurre il rischio di errori e migliorare la sicurezza del paziente.

4. Soddisfare i requisiti normativi
Molti enti normativi richiedono agli operatori sanitari di sottoporsi a una certa quantità di formazione continua per mantenere la loro licenza o certificazione. Questo garantisce uno standard minimo di formazione e competenza.

5. Sviluppo professionale

La formazione continua può aprire le porte a nuove specializzazioni, avanzamenti di carriera o ruoli di leadership. È anche un'opportunità per fare rete, scambiare idee con i colleghi e imparare dagli altri.

6. Aumento della fiducia

Rimanendo informati e migliorando le proprie competenze, gli operatori sanitari acquistano fiducia nella loro capacità di fornire un'assistenza di qualità.

7. Soddisfare le esigenze mutevoli della società

La formazione continua consente agli operatori sanitari di adattarsi ai cambiamenti demografici, alle nuove patologie e alle crisi sanitarie come le pandemie.

8. Promuovere l'interdisciplinarità

I corsi di formazione possono spesso essere multidisciplinari, offrendo l'opportunità di imparare come altre professioni approcciano l'assistenza, promuovendo così una collaborazione più efficace.

9. Passione e impegno rinnovati

La formazione continua può riaccendere la passione per la professione, offrire una pausa dal tran tran quotidiano e ricordare ai professionisti perché hanno scelto la loro vocazione.

10. Responsabilità etica

Gli operatori sanitari hanno il dovere etico di fornire la migliore assistenza possibile. La formazione continua è un modo per onorare questo impegno, assicurando che le loro competenze e conoscenze siano aggiornate.

La formazione continua è molto più di un obbligo o di una casella da spuntare. È un impegno verso l'eccellenza professionale, la sicurezza del paziente e la qualità dell'assistenza. In un settore così vitale e dinamico come quello dell'assistenza sanitaria, la formazione continua è il pilastro che sostiene la competenza, la fiducia e la compassione.

Partecipare alla ricerca e all'innovazione

Il mondo della medicina per acuti, come molte altre aree dell'assistenza sanitaria, è profondamente influenzato dai progressi della ricerca e dell'innovazione. Questi elementi non si limitano a guidare i trattamenti o i protocolli: ridefiniscono costantemente ciò che è possibile fare in termini di assistenza al paziente. La partecipazione attiva alla ricerca e all'innovazione è essenziale per qualsiasi professionista che desideri non solo mantenere, ma anche migliorare la qualità dell'assistenza fornita. Ecco perché e come partecipare:

1. Rimanere all'avanguardia della conoscenza
La ricerca medica è in costante evoluzione. Partecipando attivamente, gli operatori sanitari possono tenersi aggiornati sulle ultime scoperte, tecniche e approcci, consentendo loro di fornire cure basate sulle prove più aggiornate.

2. Contribuire al progresso della medicina
Partecipare alla ricerca le dà l'opportunità di essere in prima linea nelle scoperte che daranno forma alla medicina di domani. È un'occasione per contribuire direttamente al miglioramento di trattamenti e interventi che andranno a beneficio di generazioni di pazienti.

3. Sviluppare l'esperienza
Il coinvolgimento in progetti di ricerca o di innovazione le consente di specializzarsi in aree specifiche, di acquisire nuove competenze e di diventare un punto di riferimento nel suo settore.

4. Collaborazione interdisciplinare
La ricerca e l'innovazione medica sono spesso il risultato di una collaborazione interdisciplinare. Ciò offre l'opportunità di scambiare idee con esperti di altri settori, di imparare dalle loro prospettive e di apportare una dimensione più ricca e completa ai progetti.

5. Soddisfare le esigenze non soddisfatte
La partecipazione alla ricerca aiuta a identificare e a rispondere alle esigenze mediche non soddisfatte, sia in termini di trattamenti, dispositivi, tecniche o procedure.

6. Facilitare l'adozione di nuove pratiche
Coloro che si occupano di ricerca e innovazione sono spesso i primi ad adottare e promuovere nuove pratiche, svolgendo un ruolo essenziale nella formazione dei colleghi e nell'implementazione di cambiamenti vantaggiosi.

7. Supporto e finanziamento istituzionale
Molte istituzioni incoraggiano la ricerca offrendo finanziamenti, formazione o risorse. Partecipare attivamente può aprire opportunità di finanziamento per progetti, conferenze o corsi di formazione.

8. Riconoscimento professionale
Il contributo apportato alla ricerca e all'innovazione è spesso riconosciuto e valorizzato, offrendo visibilità e riconoscimento a livello nazionale o internazionale.

9. Etica e responsabilità
È dovere degli operatori sanitari cercare costantemente di migliorare l'assistenza ai pazienti. La ricerca e l'innovazione sono mezzi diretti per soddisfare questo imperativo etico.

La ricerca e l'innovazione nella medicina acuta sono essenziali per far progredire la medicina e migliorare l'assistenza ai pazienti. Partecipando attivamente, gli operatori sanitari svolgono un ruolo diretto nel plasmare il futuro del loro settore, sviluppandosi professionalmente e arricchendo le loro pratiche.

Capitolo 28

IL FUTURO DELLA MEDICINA PER ACUTI

Tendenze emergenti e sfide future

La medicina acuta, all'incrocio tra tecnologia, ricerca ed esigenze cliniche, è in costante evoluzione. Le tendenze emergenti stanno modellando il panorama attuale e pongono nuove sfide per il futuro. Ecco un'esplorazione di alcune di queste tendenze e degli ostacoli che possono presentare.

1. Intelligenza artificiale (AI) e apprendimento automatico

Con l'ascesa dell'AI, gli algoritmi avanzati possono ora aiutare la diagnosi, prevedere i risultati clinici e personalizzare le cure. Se da un lato questo ha un potenziale rivoluzionario, dall'altro solleva domande sulla sicurezza dei dati, sull'etica e sulla dipendenza dalla tecnologia.

2. Telemedicina

La pandemia COVID-19 ha portato la telemedicina in primo piano. Sebbene la telemedicina offra una maggiore flessibilità e accessibilità, pone anche delle sfide in termini di riservatezza, attrezzature e formazione del personale.

3. Resistenza agli antibiotici

L'uso eccessivo e inappropriato di antibiotici ha portato a un aumento dei batteri resistenti, rendendo alcune infezioni più difficili da trattare. Si tratta di una sfida importante per la medicina acuta, che richiede una gestione attenta ed educativa delle prescrizioni.

4. Cambiamenti demografici

Con l'invecchiamento della popolazione in molte parti del mondo, gli ospedali e le cliniche devono affrontare un aumento delle malattie croniche e delle co-morbilità. Ciò richiede un approccio multidisciplinare e una formazione specifica.

5. Assistenza personalizzata

La medicina personalizzata, basata sulla genetica e sui dati biomedici del paziente, sta guadagnando terreno. Se da un lato promette trattamenti più mirati, dall'altro implica una formazione approfondita e un accesso equo alle risorse.

6. Crisi sanitarie e pandemie

La capacità di rispondere rapidamente a epidemie o pandemie è essenziale. Le crisi recenti hanno dimostrato l'importanza della preparazione, della formazione e della flessibilità nella risposta alle emergenze sanitarie.

7. Burnout professionale

Lo stress e la pressione nella medicina per acuti hanno portato ad alti tassi di burnout. È fondamentale mettere in atto misure di supporto, formazione e benessere per il personale.

8. Innovazioni nelle attrezzature

I nuovi dispositivi medici, più portatili e connessi, rendono più facile il monitoraggio e il trattamento dei pazienti. Tuttavia, queste innovazioni implicano che le competenze del personale devono essere costantemente aggiornate.

9. Formazione continua

Con la rapida evoluzione della medicina, la necessità di formazione continua e di specializzazione è più pressante che mai per garantire un'assistenza di qualità.

10. Questioni etiche

Dilemmi etici come il consenso informato, la fine della vita e l'accesso alle cure rimangono al centro della pratica medica e richiedono una riflessione costante.

Poiché la medicina acuta si adatta e si evolve di fronte a queste tendenze e sfide, continua ad essere un campo dinamico che richiede un monitoraggio costante, adattabilità e un impegno verso l'eccellenza clinica. Rimanendo informati e collaborando su scala globale, gli operatori sanitari possono superare queste sfide e fornire un'assistenza di qualità a tutti i pazienti.

Tecnologia e telemedicina :
Qual è l'impatto?

La tecnologia, con la sua rapida e inarrestabile evoluzione, ha rivoluzionato quasi tutti gli aspetti della nostra vita quotidiana. In medicina, e in particolare nella telemedicina, questi cambiamenti sono profondi e trasformativi. Esploriamo l'impatto della tecnologia e della telemedicina sulla medicina moderna.

1. Miglioramento dell'accesso alle cure

La telemedicina abbatte le barriere geografiche, consentendo l'accesso all'assistenza sanitaria alle persone lontane, isolate o con mobilità ridotta. Ciò significa che un paziente che vive in un'area remota può consultare uno specialista senza dover percorrere lunghe distanze.

2. Riduzione dei costi

La possibilità di consultare a distanza può ridurre i costi associati agli spostamenti, ai ricoveri ospedalieri non necessari e al ricorso eccessivo ai servizi di emergenza.

3. Monitoraggio in corso

Con i dispositivi connessi, i medici possono monitorare a distanza i segni vitali e lo stato di salute dei pazienti, il che è particolarmente vantaggioso per chi soffre di malattie croniche.

4. Efficienza e risparmio di tempo

La telemedicina può ridurre i tempi di attesa e facilitare la prenotazione degli appuntamenti, migliorando così l'efficienza del sistema sanitario.

5. Educazione e responsabilizzazione del paziente

Le piattaforme di telemedicina offrono spesso risorse educative, consentendo ai pazienti di comprendere meglio la loro condizione e di partecipare attivamente alla loro cura.

6. Sfide di riservatezza e sicurezza

Con la digitalizzazione delle cartelle cliniche e delle consultazioni online, la protezione dei dati dei pazienti sta diventando fondamentale. Le piattaforme devono garantire una sicurezza impeccabile per prevenire le violazioni dei dati.

7. Qualità dell'assistenza

Sebbene la telemedicina offra molti vantaggi, la qualità dell'assistenza è un problema. La consultazione a distanza può davvero sostituire l'interazione faccia a faccia? Dipende dalla situazione, ma è un dibattito in corso.

8. Formazione e regolamenti

L'introduzione della tecnologia nella medicina richiede che gli operatori sanitari siano formati sui nuovi strumenti e piattaforme. Inoltre, le normative devono evolversi per adattarsi a questa nuova forma di pratica medica.

9. Evoluzione dei modelli di assistenza

Con la telemedicina, il modello tradizionale del paziente che viene in ospedale o in clinica sta cambiando. Ci stiamo orientando verso un modello in cui l'assistenza arriva al paziente, ovunque si trovi.

10. Barriere tecnologiche

Non tutti hanno accesso alla tecnologia necessaria per la telemedicina o si sentono a proprio agio nell'utilizzarla. È fondamentale garantire che queste innovazioni vadano a beneficio di tutti, non solo di un'élite tecnologica.

La tecnologia e la telemedicina stanno ridefinendo la medicina come la conosciamo. Se da un lato offrono opportunità impareggiabili per migliorare l'assistenza e l'efficienza, dall'altro presentano sfide che devono essere affrontate con cautela e lungimiranza. Il futuro della medicina sarà indubbiamente plasmato da queste innovazioni, ed è essenziale garantire che vengano utilizzate in modo etico e corretto.

Il ruolo in evoluzione dell'infermiere in un mondo che cambia

Nel vasto mondo dell'assistenza sanitaria, gli infermieri sono i pilastri che, spesso dietro le quinte, garantiscono la continuità delle cure e la sicurezza dei pazienti. Con i progressi tecnologici, gli sconvolgimenti socio-culturali e le successive crisi sanitarie, il ruolo dell'infermiere è in continua evoluzione. Diamo un'occhiata più da vicino a questa profonda e necessaria trasformazione.

1. L'infermiere, al di là dell'assistenza tecnica

Mentre in passato gli infermieri erano visti principalmente come esecutori di prescrizioni mediche, oggi sono riconosciuti come veri e propri clinici. Valutano, pianificano e implementano gli interventi e ne valutano l'efficacia. Questo ruolo ampliato deriva in parte dal riconoscimento delle competenze cliniche e dalla necessità di un approccio olistico all'assistenza.

2. Competenza specializzata

I progressi della medicina e le crescenti esigenze della popolazione hanno portato alla nascita di un'ampia gamma di specialità infermieristiche: anestesisti, infermieri neonatali, infermieri di oncologia, infermieri di cardiologia, ecc. Queste specialità richiedono una formazione supplementare e consentono di offrire un'assistenza di alta precisione.

3. L'infermiere professionista

Alcuni Paesi hanno introdotto il ruolo dell'infermiere professionista, che ha una formazione avanzata e può prescrivere farmaci, fare diagnosi o iniziare un trattamento. Ciò contribuisce ad alleggerire il carico dei medici e a migliorare l'accesso alle cure.

4. Tecnologia e assistenza infermieristica

La digitalizzazione sta avendo un impatto anche sulla professione infermieristica. Dalle cartelle cliniche elettroniche agli strumenti di monitoraggio a distanza, gli infermieri devono adattarsi a questi nuovi metodi, garantendo al contempo che l'umanità rimanga al centro della loro pratica.

5. Promozione della salute e prevenzione

L'infermiere di oggi svolge un ruolo cruciale nella prevenzione delle malattie e nella promozione di stili di vita sani. Questo ruolo educativo è essenziale di fronte alle sfide odierne della salute pubblica.

6. Agente del cambiamento

Gli infermieri sono sempre più coinvolti nelle iniziative di miglioramento della qualità, contribuendo a plasmare il futuro dei sistemi sanitari attraverso la ricerca, l'istruzione e la difesa.

7. Sfide sociali e crisi sanitarie

Le emergenze come la pandemia COVID-19 hanno evidenziato la flessibilità, la resilienza e l'importanza cruciale degli infermieri. Di fronte all'ignoto, sono stati in prima linea, adattando le loro pratiche, gestendo i rischi e sostenendo i pazienti in momenti estremamente difficili.

8. Questioni etiche

Con la crescente complessità dell'assistenza e i dilemmi morali associati alla fine della vita, all'innovazione medica e all'equità sanitaria, gli infermieri si trovano spesso di fronte a situazioni che richiedono una riflessione etica approfondita.

L'evoluzione del ruolo degli infermieri riflette le dinamiche mutevoli della nostra società e le esigenze sempre crescenti dei sistemi sanitari. Questi professionisti, con la loro dedizione e competenza, continueranno ad essere protagonisti, adattandosi e innovando per affrontare le sfide di domani. Mentre il mondo cambia, il cuore dell'assistenza infermieristica - l'impegno per il benessere e la dignità del paziente - rimane costante.

244

Capitolo 29

RISORSE E STRUMENTI PER GLI INFERMIERI DELLA MEDICINA PER ACUTI

Libri, riviste e pubblicazioni chiave

Nella medicina e nell'infermieristica per acuti, c'è una ricchezza di risorse preziose per i professionisti che desiderano ampliare le loro conoscenze e tenersi aggiornati sugli ultimi progressi e sulle migliori pratiche. Ecco un elenco non esaustivo di libri, riviste e pubblicazioni chiave che sono particolarmente rilevanti per questi settori:

Libri :

- **"Emergency Nursing: Principles and Practice**" di Gary Jones e Ruth Endacott - Una guida completa per gli infermieri che lavorano nei servizi di emergenza.
- **"Critical Care Nursing: Diagnosis and Management**" di Linda D. Urden, Kathleen M. Stacy e Mary E. Lough - Un riferimento indispensabile per l'assistenza critica.
- **"Pediatric Emergency Medicine"** di Gary R. Strange e Robert W. Schafermeyer - Per coloro che lavorano con i bambini in situazioni di emergenza.
- **"Advanced Practice Nursing in the Care of Older Adults"** di Laurie Kennedy-Malone, Kathleen Ryan Fletcher, e Lori Martin-Plank - Focalizzato sulla gerontologia e sulla cura degli anziani.

Giornali :

- **Journal of Emergency Nursing (JEN)**: La pubblicazione ufficiale dell'Associazione degli infermieri di emergenza (ENA), tratta argomenti rilevanti per gli infermieri di emergenza.
- **Critical Care Nurse (CCN)**: Una rivista dedicata agli infermieri di terapia intensiva, che offre articoli di ricerca, studi di casi e revisioni della letteratura.
- **American Journal of Critical Care (AJCC)**: pubblica ricerche, commenti e articoli pratici per i professionisti dell'assistenza critica.

Pronto soccorso pediatrico: incentrato sulle emergenze pediatriche, è una risorsa essenziale per chi lavora con i pazienti più giovani.

Pubblicazioni chiave :

"Linee guida per la gestione dei pazienti in fase acuta: una pubblicazione frequentemente aggiornata da varie associazioni professionali, che fornisce linee guida basate sull'evidenza per la gestione dei pazienti in situazioni acute.

"Standards of Critical Care Nursing Practice": stabilisce gli standard per gli infermieri che esercitano nelle unità di terapia intensiva.

"Triage di emergenza": Manchester Triage Group: un manuale essenziale per il triage nei servizi di emergenza, ampiamente adottato a livello internazionale.

È importante notare che la rilevanza di queste risorse può variare a seconda della regione, del Paese e dei protocolli locali. Inoltre, con la rapida evoluzione della medicina e delle pratiche sanitarie, è fondamentale che gli operatori sanitari consultino regolarmente fonti aggiornate e partecipino alla formazione continua.

Ecco un elenco non esaustivo di risorse rilevanti per i professionisti di lingua francese:

Libri :

"Urgences pour l'infirmier" di S. David - Una guida pratica e completa per gli infermieri che si trovano ad affrontare situazioni di emergenza.

"Pratica infermieristica in terapia intensiva" di C. Dupont e C. Aubert - Questo libro offre un approccio completo all'assistenza nelle unità di terapia intensiva.

"Urgences pédiatriques" di V. Gajdos e B. Chevallier - Un riferimento per la gestione delle emergenze infantili.

"Soins palliatifs: guide pratique pour les professionnels de la santé" di B. Rioualen e P. Grandet - Una risorsa essenziale sulle cure di fine vita.

Giornali :

"Revue de l'Infirmière": una rivista che tratta le notizie professionali, le innovazioni nell'assistenza e le sfide della professione.

"Soins; la rivista di riferimento infermieristica" : tratta una serie di argomenti rilevanti per gli infermieri, con particolare attenzione alla pratica clinica.

"Annales Françaises de Médecine d'Urgence": una pubblicazione incentrata sulla medicina d'urgenza in Francia, che include articoli di ricerca, recensioni e casi di studio.

"Réanimation": rivista dedicata alla terapia intensiva e alla rianimazione.

Pubblicazioni chiave :

"Raccomandazioni per la pratica clinica (RPC): Pubblicate da varie società scientifiche, queste raccomandazioni forniscono linee guida basate sull'evidenza per varie situazioni cliniche.

"Protocolli di anestesia e analgesia ostetrica": una pubblicazione fondamentale per chi lavora nel campo dell'anestesia, in particolare in ostetricia.

"Guide de triage aux urgences": basata sul Canadian Emergency Triage and Acuity System (CTAS), questa guida è ampiamente utilizzata nei reparti di emergenza di lingua francese.

Per i professionisti della sanità di lingua francese è fondamentale tenersi aggiornati sugli ultimi progressi nel loro campo. Ciò significa consultare regolarmente le pubblicazioni pertinenti, frequentare corsi di formazione e conferenze e partecipare alle reti professionali.

Associazioni professionali e networking

Il networking e l'appartenenza ad associazioni professionali sono essenziali per gli infermieri e gli altri professionisti della sanità. Offrono opportunità di sviluppo professionale, scambio di conoscenze, formazione continua e supporto professionale ed emotivo. Per i professionisti di lingua francese, ci sono molte associazioni importanti:

1. Associazioni professionali generali :
   - **Ordre National des Infirmiers (ONI)**: è l'organizzazione ombrello degli infermieri in Francia. Il suo obiettivo è rappresentare la professione, difendere i suoi interessi e offrire risorse ai professionisti.
   - **Fédération Interprofessionnelle de la Santé du Québec (FIQ)**: questa organizzazione del Quebec rappresenta principalmente gli infermieri e gli assistenti infermieristici.
2. Associazioni professionali specializzate:
   - **Société Française de Médecine d'Urgence (SFMU) (Società Francese di Medicina d'Urgenza):** questa società riunisce i professionisti che lavorano nel campo delle emergenze mediche e promuove la ricerca, l'istruzione e la formazione in questo settore.
   - Association Française de Pédiatrie Ambulatoire (AFPA): per gli specialisti in pediatria.
   - **Société de Réanimation de Langue Française (SRLF) (Società di rianimazione in lingua francese): riguarda i** professionisti che lavorano nei reparti di rianimazione.
3. Gruppi di networking :
   - **Le Journées Internationales de la Qualité Hospitalière et en Santé (JIQHS): si tratta di un** evento annuale per i professionisti della sanità che desiderano discutere della qualità dell'assistenza e della sicurezza dei pazienti.

Congressi per infermieri: vari congressi si tengono regolarmente per offrire un'opportunità di formazione e di networking.

4. Piattaforme online :

Infirmiers.com: è un portale informativo e un forum per infermieri di lingua francese.

I social network professionali come LinkedIn le permettono anche di connettersi con i colleghi, di partecipare a gruppi specializzati e di tenersi aggiornato sulle ultime novità e opportunità del suo settore.

Si consiglia agli infermieri e agli altri professionisti della sanità di aderire a una o più di queste associazioni e di partecipare attivamente alle loro attività. Questo non solo può arricchire la loro carriera professionale, ma può anche offrire loro un prezioso supporto, soprattutto in aree impegnative come la medicina acuta.

Corsi e formazione,
e certificazioni aggiuntive

Nel campo della medicina acuta, è fondamentale che gli infermieri e gli altri professionisti della sanità continuino la loro istruzione e formazione nel corso della loro carriera. Questo non solo assicura che le loro competenze siano costantemente aggiornate, ma risponde anche alle mutevoli esigenze della tecnologia, delle tecniche e delle linee guida cliniche. Ecco alcuni dei corsi, della formazione e delle ulteriori qualifiche rilevanti per gli infermieri di questo settore:

1. Formazione in caso di emergenza:
   - **Advanced Life Support (ALS)**: formazione avanzata nella rianimazione cardiopolmonare.
   - **Pediatric Advanced Life Support (PALS)**: si concentra sulle emergenze pediatriche.
   - **Trauma Nursing Core Course (TNCC)**: specifico per l'assistenza infermieristica ai pazienti traumatizzati.
2. Specialità mediche :
   - **Certificazione in terapia intensiva**: Per coloro che lavorano o desiderano lavorare in terapia intensiva.
   - **Certificazione di cardiologia**: specifica per l'assistenza cardiaca acuta.
3. Gestione di pazienti specifici:
   - **Formazione in salute mentale d'emergenza: gestire le** crisi psichiatriche in contesti d'emergenza.
   - **Formazione in geriatria**: specifica per la gestione dei pazienti anziani in situazioni di emergenza.
4. Formazione aggiuntiva :
   - **Certificazione nella gestione delle crisi**: essenziale per gestire situazioni come la violenza o l'aggressione nell'ambiente ospedaliero.

Formazione sulla comunicazione medica: per migliorare la comunicazione con i pazienti, le loro famiglie e l'équipe sanitaria.

5. Tecnologia e attrezzature:

Certificazione in ecografia d'emergenza: uso degli ultrasuoni per una diagnosi rapida in situazioni di emergenza.

Formazione in telemedicina: per l'uso delle tecnologie di comunicazione a distanza nell'assistenza ai pazienti.

6. Gestione e leadership :

Formazione sulla gestione del team: per i caposala o per coloro che aspirano a ruoli di leadership.

Corso di etica medica: Navigare in situazioni etiche complesse nella medicina acuta.

7. Formazione alla ricerca :

Corso di metodologia di ricerca: per gli infermieri interessati alla ricerca clinica o accademica.

Va notato che la disponibilità e la rilevanza di questi corsi e certificazioni possono variare da regione a regione e da Paese a Paese. Inoltre, partecipare a conferenze, workshop e seminari è un modo eccellente per tenersi aggiornati sulle ultime tendenze e sui progressi del settore.

www.ingramcontent.com/pod-product-compliance
Lightning Source LLC
Chambersburg PA
CBHW071032290526
45795CB00004B/1186